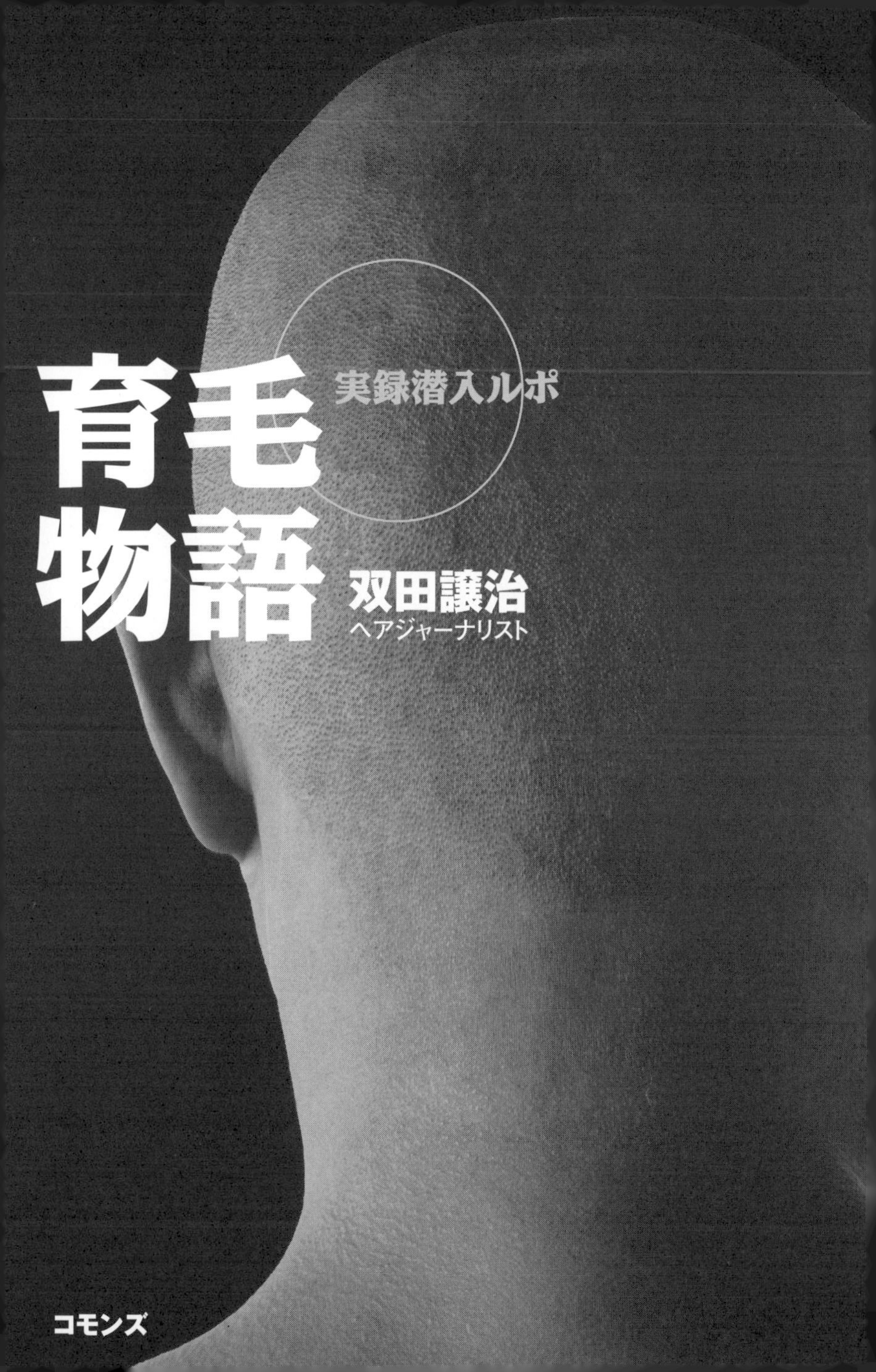

実録潜入ルポ

育毛物語

双田譲治
ヘアジャーナリスト

コモンズ

プロローグ　私、ハゲますか？

もう30間近です。

なんだか、分け目が薄くなってきました。親父もけっこう薄いし……。

私、ハゲますか？

これが、この本のすべてである。ほかにどんな理由がいるだろう、人が育毛サロンに行くために？

とはいえ、私が行くとしたら、徹底的である。大手サロンをすべてまわってみせましょう。そして、得た知識は世界に還元いたしましょう。あまねく脱毛に悩む人たちのため……。

まずは、私の問診票を見ていただこう。そして、実録を熟読してほしい。この本があなたの髪と頭皮によい影響を与えることを祈って……

では、行ってまいります！

問診票
名前／双《そう》田《だ》 譲治《じょうじ》
年齢／29歳
身長・体重／172センチ・56キロ

血液型／A型
職業／フリーランスライター
年収／ノーコメント
髪質／太い。直毛。ただし、頭頂部に最近、縮れ毛が目立つ。
脱毛部位／前頭部
脱毛状況／一見わからないが、光の角度によってけっこう透ける。髪形は軽く七三分け。毛量はあるように見えるが、髪が太いためだと思われる。最近、抜け毛が多くてさらに不安。
使用したことのある育毛剤／カロヤンS(第一製薬)。多くつけすぎたせいか、かぶれが出たため使用中止。
家族の状況／父、頭頂部かなり薄し。父方の祖父は、年齢相応で問題なし。母方の祖父は、前頭部を中心に薄くなっていた。
アレルギー／右くるぶしに軽い湿疹がときおり出る。花粉症。鼻炎にかかりやすい。

もくじ●育毛物語――実録潜入ルポ

第Ⅱ部 医療編

装幀●呉幸子（呉事務所）

第Ⅰ部　サロン編

アートネイチャー●ようこそ育毛サロンへ！

記念すべき潜入取材第一号の育毛サロンは、アートネイチャーである。

設立は67年。床屋をとおしてカツラを販売するという旧来のやり方から脱却し、理容室を併設した総合サロンとしてチェーン展開するという革新的な手法を発案、業務拡大に成功した。いまでは、全国に約200店舗、従業員数1600名を数える巨大企業として、アデランスに次ぐ業界ナンバー2の位置を占めている。

現在、カツラ部門では、ハリウッドの特殊技術を応用した「ヘア・フォー・ライフ」という粘着性の部分カツラで攻勢をかける。育毛業務では、「R‐02システム」と名づけられた育毛サービスを展開中。「育毛ファーストコース」として、カウンセリングとサロン体験一回分を無料サービスしているとのことで、さっそく電話予約した。

店舗は新宿本店。JR新宿駅中央東口から徒歩1分、ベネトンのテナントが人目をひくビルの中にある。エレベーターに乗り、目的の階へ着くと、広く清潔なエントランスが眼前に広がった。曇りガラスのドアのある木目の壁に、誇らしげに光る「AN」のロゴ。航空会社のオフィスみたいだな、とちょっと威圧されながら、受付へと歩く。

案内されたのは、これまたキレイな6畳ほどの応接室。壁には日本毛髪業協会が発行する賞状や、

「段階的増毛法」のポスターなどが貼られている。問診票を書き終え、手持ち無沙汰にヘアスコープなどの室内備品をチェックしていると、背後から声がかかった。

◆丸山さん登場！

振り返ると、白衣の男性……カウンセラーにちがいない。誰かに似ている。そうだ、プロゴルファーの丸山茂樹だ。確か、本物はアートネイチャーのＣＭに出ていたが……。引退して天下ったのか、と思わせるほど似ている。

さっそくカウンセリングの開始だ。

「うーん、私から見ると髪はまだ多いですよ。まあ、将来的な心配というところですか」

どことなく投げやりな声だ。もしかして、売り込む相手ではないと判断されてしまったのだろうか？　それでは取材にならないではないか、と危惧した瞬間、丸山さんは告げた。

「最近はそういうお客さんがすごく増えているんですよ。20代でもかなり薄くなっている人がいますでしょう。いまはなんともないんだけど、予防したいっていう若い人がよく来ますね」

それから、丸山さんはアートネイチャーの育毛方針を説明した。

「基本的に、育毛とは、抜け毛が止まるっていうレベル。ボンボン生《は》えてくることはありません」

丸山さんは問診票に目を通し、こう告げた。

「いまのところ、双田さん、これで薄くなるという原因はないです」

生活習慣は悪くないようだ。

つぎに、薄毛の要因ワースト3が説明される。まず、「遺伝」。男性ホルモンが多い人のほうがハゲやすいという。続いて、脂っぽい「食生活」。そして、最後が「皮脂」だ。

「皮脂が詰まって脂が外に出られなくなると、毛穴内部に溜まっちゃって、生えてくる毛の成長を妨げるんですね」

皮脂が酸化して毛穴に詰まってしまうと、固いフタのようになってしまい、もうシャンプーでは取れなくなる。すると、毛はうまく成長できず、どんどん細くなってしまうという。

「かなりハゲている人でも、ちゃんと毛穴は残っているんですよ。毛は簡単にはなくなりません。ただ、最終的に産毛《うぶげ》のようになってしまうんです。そうならないように、毛穴から皮脂のフタを取って、毛の成長を妨げないようにしましょうというのが、ウチの育毛方法なんです」

◆ヘアチェック！

丸山さんはおもむろに立ち上がり、実際に私の頭皮を見てみようと告げた。いよいよヘアチェックである。

はじめに、頭皮を指で押さえつけるように揉まれる。私の頭皮はかなり硬く、血行が悪いとのこと。つぎに、150倍のスコープが私の頭皮に近づけられる。テレビの画面に映し出された私の頭皮は、うっすらと脂の膜がかかっている。それに、なにか白いものが、ちらほらと髪の根元についているようだ。丸山さんはスコープの動きを止めては、手元のボタンを押している。画面をキャプチャー（記録）しているのだ。

「頭皮の状態は白くて、悪くないです。でも、ところどころ皮脂が詰まっています。フタができて

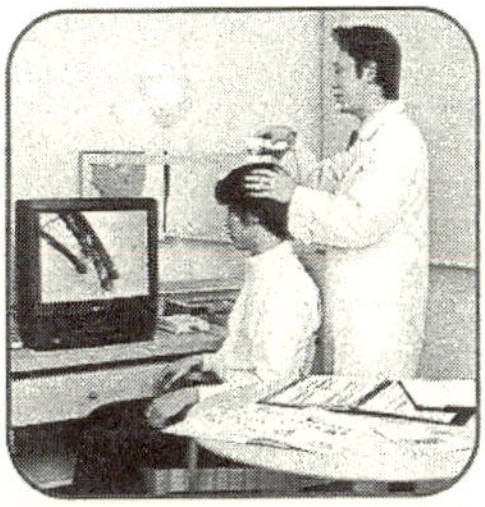

マイクロスキャナで頭皮チェック

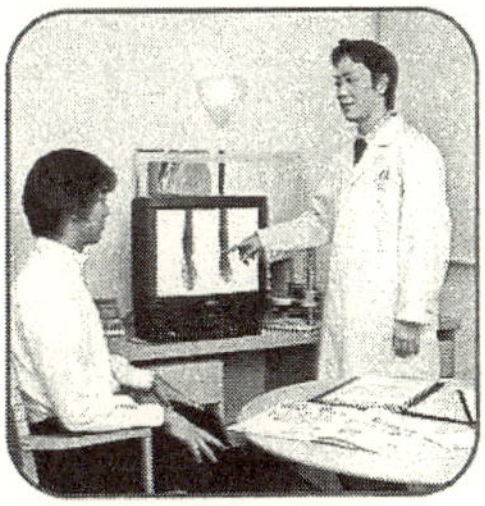

顕微鏡で毛根チェック

どうぞ、無料毛髪チェックを。

まず頭髪チェックシートにご記入いただきます。髪のエキスパートであるカウンセラーがご質問やご希望を伺ったのち、いまの頭皮の状態をマイクロスキャナで200倍に拡大して、モニターで確認。メンタルケアを含めたアドバイスをいたします。

さあ、実際に体験を。

無料毛髪チェックのあと、育毛・増毛をしっかりお試しいただける体験コースも用意されています。

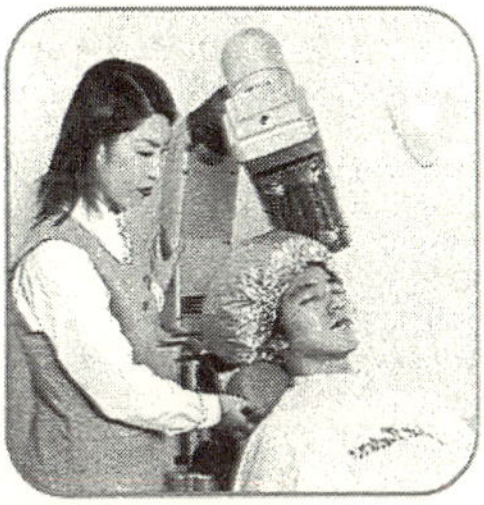

育毛コース　スタイリストによるイオン水スチーマーなどを使った頭皮のマッサージ老廃物の洗浄、栄養補給などを体験。体験する前と体験した後の頭皮の違いに、ほとんどのお客さまが驚かれます。

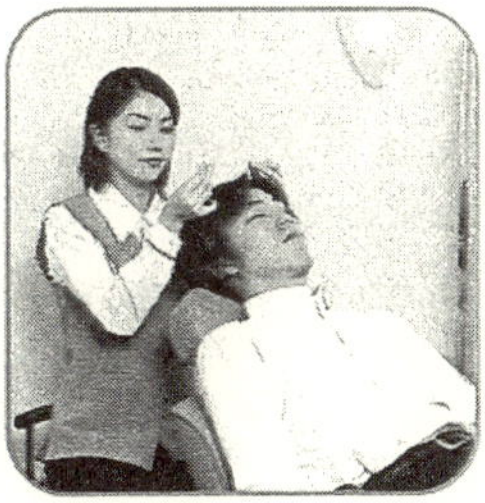

増毛コース　百聞は一見に如かず。200本無料増毛など、実際にお試しください。手軽に安心して増毛できることがお分かりになると思います。

ヘアチェックの解説図（入手したパンフレットより抜粋）

いるんですよ」

――このフタのせいで(毛が)抜けているんですか?

「そうです。ですから、ワンランク上のヘアケアがいります。こちらでは育毛という言葉を使ってますけれども……」

と、丸山さんはさっそくそのアートネイチャーの育毛方法を解説し出す。

「つまり、皮脂を強制的に取っちゃう。脂を溶かす溶液をかけながら揉み出していく。そうすると溶液が白く濁ってきて、排水溝に白いバターみたいなものが出てくるんです」

それがシャンプーでは取れない皮脂のフタだという。

――でも、脂っぽい人は、そのフタを取ってもまた数時間で脂が出てくるわけですよね?

「毛穴を開いたあと、プレローションっていうものを使うんですが、これが皮脂そのものをつくらせないようにします。いちおう、実験して認められて、特許も取ってるんですよ」

アートネイチャーでは、プレローション、スカルプローションという2種類の育毛剤を用意しているという。しかし、皮脂そのものをつくらせなくするとはすごい。そんな生理現象を左右するようなマネができるのか、と質問する。

「(取り乱したように)いや、ま、リアップ、リアップというのは、もともと副作用からできたものなので……」

ここで丸山さんは、唐突に大正製薬のリアップの説明を始めた。わけがわからない。

リアップは、ミノキシジルを主成分とする、日本で唯一の発毛剤である。ミノキシジルには血管拡張作用があり、血圧降下剤として使われていたのだが、体毛が濃くなるという副作用もあった。このため、毛髪治療薬に転用されたのだ。

私も使ってみようかと考えたことはある。だが、循環器系に悪影響を与えるおそれがあるとのことで、使用をためらっていた。

実際、発売初年度の99年に起きた、3人の死亡騒ぎが記憶に新しい。大正製薬と厚生労働省は、「リアップとの因果関係は薄い」と公的な見解を述べた。だが、動悸やめまいなどの症状が多くの人に頻発したというから、関係性を完全に払拭するのはむずかしい。

◈丸山さんの秘密公開

「ただ、リアップといえど、効果としては……そんなに生えてくるものではないです。もちろん、ウチの育毛剤もですが、その……生えはしない」

丸山さんは、パンフレットをめくり、段階的増毛法と書かれたページを開いた。

そこには、痛々しい若ハゲの頭部が真上から写されており、増毛法により徐々に毛量が増えていく様子が示されている。むごいハゲが、いくつもの段階を経て、最後には立派なフサになっていく。じっと見ていると、なんとはなしに哀れな感情がわき起こる。まるで実験動物みたいだ。ああ、こうはなりたくない……。

「さて、いまですね、たとえばですよ、（増毛処置前のハゲ頭を指し）こういう人がですよ、こんなふうに（増毛後の頭部を指差し）生えてくるというのは、根本的にありえない。ありえない！」

――（圧倒されながら）そうなんでしょうねえ……。

「というかね、この写真、私なんですけどね」

――……え？

「これ、カツラなんですよ。こうするとわかる」

と、丸山さんは、ふさふさした前髪を上げる。露《あら》わになったその額、前髪の生え際からは……なにやら薄い紙のようなものがはみ出ている。

驚いた。この紙みたいなものに髪がくっついているようだ。

おお、丸山さん、あんたカツラだったのか！

「ぼくも薄くなっちゃった人なんですけどね（哀しく笑う）」

――いや、すげえ……マジ、ほんとにわかんなかったスよぉ。

と、私もなぜか後輩言葉に。

しかし……興奮が冷めると……彼には失礼だが、カツラの人に育毛の話をされても説得力ないなあ、などという思いが胸に膨らむ。かなり脱毛の進んだ人に、カツラを勧めるぶんにはいいけれど。

というか、丸山さん、あなた結局、カツラ売りか？

このカミングアウト、育毛サービスの営業としては逆効果のような気がする……。

「双田さんの場合、いまはそんなに症状出てないですけど、毛穴が詰まっているんで。まあ、将来的なことを考えてどうするか、ですがね」

丸山さんは不吉な笑いを浮かべながら、一枚の写真をプリンターのトレーから手に取った。さきほどキャプチャーした私の頭皮の画像だ。いつのまにかプリントしていたらしい。

さきほどのとおり、フタがくっついて毛穴が詰まっているところが、ちらほらと見える。

「こう見てみますと……あっ、毛穴が窪《くぼ》んでない！　これ、きれいに窪むんだ、本当は！（叫ぶ）」

――ええ……と、これ、でも！　やっぱりシャンプーしたあとだったらきれいに窪んでるんじゃないですか⁉（叫ぶ）

「（私を抑えるように）いやあ……まあ、いまどうこうなってるってわけではないんですよ。……ですけど、予防っていう意味で考えると、みなさん育毛剤が効かない効かないって言うんですけどね、まあ、毛穴に皮脂が詰まってるので効かないっていうところですよね」

丸山さんはさらに続ける。

「考えてください。たとえば、シャンプーにリンス、育毛剤買えば、1カ月1万円はいきますよ。育毛剤だけで、平均6000円前後といわれているんです。1年間使えば、12万円。それで浸透しなきゃ意味ないじゃないですか。そこで、最大の効果を出すためにサロンがあるんです」

――しかし、値段が……きっと高いんでしょう？

「ウチはね、安いんですよ」

と、自信たっぷりの発言。さっそく金額の提示となるようだ。

皮脂を取らなくてはいけない私は、ディープクレンジングコースか、トータルコースになるという。違いを聞くと、トータルコースは、微弱電流を流す施術などがプラスされる一番ゴージャスなコースということだ。

◆これがアートネイチャーのシステムだ！

さて、これらのコースに含まれているホームケアセットの内容と値段を記しておこう。

1本で2カ月使えるシャンプーならびにコンディショナーがそれぞれ単価1500円。

育毛剤のプレローションとスカルプローションがともに単価6000円。こちらも2カ月分だ。

クレンジングオイルは1本で1カ月分。単価は7000円。

そして、頭をすっぽり覆うタオルターバンが無料でついている。

表1　アートネイチャーのコースと料金

コース名	期間	回数	金額
ディープクレンジングコース	1年	24回	45万円
	1年	12回	32万4000円
	6カ月	12回	24万3000円
トータルコース	1年	24回	54万6000円
	1年	12回	37万2000円
	6カ月	12回	29万1000円

ホームケアセットだけで、年間17万4000円だ。これらを組み込んだディープクレンジングコースとトータルコースの総額を記そう（表1）。

比較対象がないので高いか安いかわからないが、年間50万円といえばけっこうな値段だ。

明らかにがっかりしている私に、丸山さんはあわてて告げた。

「あ、思い出した。ええと、会社の規定が変わっていたんです。サロンは最低6回から受けることができるようになったんですよ」

このタイミングで言われると、それ、隠しておいたんじゃないの？と疑ってしまう。

――この施術、1回ずつ受けられないんですかね。いきなり長期契約っていうのは、どうも……。あと、ホームケア製品もバラ売りしてないんですか？

私が噛みつくと、丸ちゃんはまるでラフからのティーショットを池にインしてしまったかのような悲痛な面持ちで答える。

「社員としても社に対してお願いしているんですが、1回ではよくなったかどうかわからないので、最低半年から1年という形になります」とのこと。

しかし、納得がいかない。効果が出るのに時間がかかるのはどんな治療だって同じだ。だが、年間契約でなければ患者を診ない病院がどこにあるのだ。せめて、エステみたいにチケット制などはないのか？

「ありません」ということだ。

私は具体的な施術内容の説明を求めた。丸山さんは、頭皮を柔らかくする空気圧マッサージ器や、引き締め効果のあるスプレーなどを使ったさまざまな施術を解説してくれた。

――でも、こういう機器って売ってますよね。よそで買ったほうが安上がりなんじゃないですかね。

「いやいや、違うんですよ！　ウチのサロンのものは（市販製品とは）全然違うんですよ！　たとえば、サロンのクレンジング。これ、フルーツ酸というもので皮脂を出していく専門的な溶液を使います。アートネイチャーが独自に開発した溶液で、これがサロンの売りなんです！」

フルーツ酸。これは、乳酸やグリコール酸、リンゴ酸など、ＡＨＡ（アルファヒドロキシ酸）と総称される強酸成分のことだ。柑橘類に多く含まれているため、この俗称がついた。食べ物を生で食べることにこだわる生食主義者には歯が溶解している例が多く見られるが、それは果物や野菜に含まれるこの酸のせいだという。

エステや美容外科では、ニキビ跡やシミなどを取るために使われている。いわゆるケミカルピーリングと呼ばれるものだ。強制的に角質（表皮の上層を占める細胞層）を溶解するため、トラブルも多く、社会問題化した代物なのだが……。

――あのう、ですね。施術をする人は専門的な技術をもっているんですか？

「えー、そうですね。機械を使ったりとかですね」

答えになっていない。ちょっと待ってくれ、私は育毛剤ごときでかぶれまくった男だぞ。問診票にも書いたろうに……。頭をかかえる私に、丸山さんは滔々《とうとう》と説明を続ける。

「あとですね、ふつう、シャンプーには防腐剤とか入っているんです。指定成分といって、厚生労働省から肌荒れを起こす危険な成分が指定されているんですが、ウチのＳＱシャンプーにはそれが入ってないんですよ」

指定成分とは、人によってアレルギーやかぶれを起こす可能性のある成分だ。現在、医薬部外品（薬事法の規定で、化粧品と医薬品の中間に位置するもの）にのみ記載義務がある。

◆リーブ21の黒い噂

商品の説明が終わり、質問はないかというので、私は具体的な改善例の統計的データを見せてくれと申し出た。

「いや、そういうのはないんですよ。生えてくるものでもないですし。(あわてて)いや、多少なら生えるかもしれませんが。で、リーブ21って知ってます?」

リーブ21? 発毛成功率96・8%で有名なところじゃないか。しかし、その名前がなぜ、いまここで?

「あそこ、あそこだけ発毛っていうことでやっているんです。でも、それがね、もう、ぎりっぎりのところでやってる」

いつのまにか丸山さんの優しげな顔が一変している。

「アートネイチャーもアデランスも、こういうふうに(パンフレットを指差し)育毛ってことでやらせてもらってるんですよ。けれどね、リーブ21ではね、それ以上の効果を求める人は、クリニックに渡すんですよ!」

育毛と発毛――一般的には、前者は「髪が生えるように努力すること」を指す。だが、発毛となると、確実な結果が必要になる。たとえば日本で唯一、発毛剤として認められているのは、医薬品のリアップのみだ。

――リーブ21は、医療行為のできない、ただのサロンというかエステですよね？

「(苦々しげに)そう。けれど、リーブは、お医者さんと提携しているんです。といっても、ほんとは、医者とは営利目的では提携できない。だから、リーブ21のほうから『効果を出したければ、お医者さんのほうに行ってください』と勧めるんです。しかも、それは客の意思で行かせなきゃいけない。そこで血液検査などをして、問題がないと判断したら、同意書を書かせて、リアップの中に入っているミノキシジルという薬を処方するんです！　それも、飲むミノキシジルです！」

丸ちゃんの形相はどんどん険しくなっていく。こいつは勝負師の顔だ。逆風のなか、果敢に2オンを狙う目だ。

――えーと？　その飲むミノキシジルって危険なんですか？

「これ確かにね、毛は生えます。ただ、副作用がすごい！　ウチの会社でも実験でやってみました。生えました、すごいレベルで。けど、体むくんできたり、慣れちゃうと結局戻っちゃうんですよ！一番問題なのは、子どもつくったときに奇形児が生まれちゃったりするんです。ぼくも実験でやって、確かに生えたんですけど、そういう副作用があるので、この分野には手を出さないほうがいいって決まったんですよ！」

丸ちゃんは完全に我を忘れた様子で、リーブ21への憤怒を叩きつけまくる。

ただ、リアップに含まれているミノキシジルに、催奇形性(胎児に奇形を発生させる可能性)があると聞いたことはない。なにか、ほかの薬物と取り違えているのではないだろうか。

「とにかく、リーブはそういうことをぎりっぎりっの線でやってるんですッ！　これをはじめの段階では絶対言わないし、表沙汰にもしないんです！　それに！　リーブのそれは保険効かないんで、べらぼうに高い！　こんなもんじゃないですよッ（と卓上の金額プランを叩く）！　おまけに副作用あったら、どうしようもない！」

なにがなんだかよくわからないが、大変なことになっているらしい。

「私だってね、副作用なかったらやりますよ！　でもね、世の中ね、世の中！　（壁の段階的増毛法ポスターの最初期の頭部、つまり自分のハゲた頭部を指差し）こんなになった人がね、あんなふうに（増毛完了の写真、つまり現在の自分の頭に近い頭部を示し）生えるなんて、ありえないんですよ！まあ、生えたとしたら円形脱毛です。あるいは、タマ取ったりすれば生えますよ、タマ！」

だが、タマを取っても髪は生えてこない。たとえば、ハゲている人が前立腺ガンなどの手術で去勢しても、脱毛が止まるだけだ。

◆エステdeミロードの二の舞に？

「えー、それでアートネイチャーとアデランスで、日本毛髪業協会っていうのをつくったんですが、リーブ21だけ入ってこないんですよ。なんでかっていうと、規制を（アートネイチャーとアデランスに）決められちゃうと、いろいろできなくなっちゃうから。むかし、エステdeミロードってあったでしょ。あそこバンバンCMやってたんですけど、いきなりバーンって潰れたんです。すごいやり方してましたよ。お金が取れるお客さんからは100万とか200万とか取って、エステサービス売るわけです、何十回も契約して。でも、(金銭的に)厳しいお客さんには安くやるんですよ。その噂が広まっちゃってキャンセル、キャンセル。バーンって潰れちゃった!」

おお、なつかしい。エステdeミロード事件か。2000年末に自己破産した、当時、業界第3位の大手エステサロンだ。店舗数拡大による過剰投資ならびに、クーリング・オフ制度が収益の悪化につながり、205億円の借金をかかえて倒産した。

その後、顧客の役務未消化分に関する問題などがもちあがり、大きな消費者問題に発展。エステ業界全体が、販売上の規制を課される特定継続的役務提供と呼ばれる商法に指定される運びとなったのだ(ちなみに、特定継続的役務提供とは、訪問販売や通信販売、連鎖販売取引などと並び、消費者を保護するための規制が課される「特定商取引に関する法律」の対象となる商業形態である。エステのほか、語学教室、家庭教師、結婚相手紹介サービス、パソコン教室などが、このカテゴリーに含まれる)。

「これで、エステ業界は厚労省から規制が入ったんで、いろいろ決められちゃってるんです。サービスの価格とか回数も決められちゃって、規則のなかでやらされてるんです。それで、たとえばカツラとかもね、やっぱ値段が曖昧なところがあったんです、むかしは。アートネイチャーとアデランスはちゃんとやってたんですが、小さいところがね、いろいろそういうふうにやってきちゃって、厚労省から声がかかっちゃったんですよ。まあ、この業界は大丈夫でしたけれど」

ちょっと待ってくれ、丸山さん。私みたいな客にとっては、この業界が特定継続的役務提供に指定されたほうが損はない、というかむしろ安心なんですが……。それから、商法の規制に関する管轄は、厚生労働省ではなくて経済産業省のような気もしますが……。

「まあ、ウチでは、頭皮だけは100%よくなる。いや、私もけっこう勉強しましたからね。自分がこうなったから……」

――あのう、やっぱり、育毛やってたんですよね？

「そりゃ、やりこみましたよ！（声のトーンが落ち、少し哀しげな目に）ウーロン茶で頭洗ったり、アロエやったり、本でニンニクがいいっていえば、こすりつけて痒《かゆ》かったりね（と伏し目がちにひとり笑う）。双田さんもね、ま、そうなっても仕方ないっていうんなら、ウチのやる必要ないんですけどねえ。……で、体験、無料なんですが、どうします？」

遠回しに脅迫的な言い方だが、私はサロン体験を受けることを了承した。今日は予約がいっぱい入っていて無理なので、後日になるようだ。なかなか繁盛しているらしい。

フルーツ酸とやらがちょっと心配だが、受けてみないことにはなにもわからないし、それに、これは取材である。ここでつまずいていては、大手サロンをひととおりまわるという壮大（？）な計画が早くも水泡に帰してしまう。

それに……もしかしてフルーツ酸施術は、じつは育毛・脱毛予防にはすばらしく効果があるものかもしれない。

私は、帰宅後さっそく電話で予約を取った。次回は2週間後。どうなることやら楽しみである。

アデランス●毛穴をえぐる針の水　これが驚愕のスカルパンチだ！

69年設立のアデランス。アートネイチャーの後発ではあったものの、積極的な宣伝戦略により、またたく間に業界で最大のシェアを勝ち取ることに成功。いまや、全国に236店舗をもち、従業員数は2000名を数える東証一部上場企業だ。総合毛髪メーカーとして海外進出もめざましく、アジア、ヨーロッパに商品を卸すほか、海外のカツラ会社を買収したり、アメリカに毛髪再生医療の研究所を設立するなど、多角的な事業展開を行っている。まさに業界のガリバーだ。

潜入の目的地は、新宿本社。東京メトロ新宿三丁目駅からすぐの年季の入った建物、ADビルに店舗がある。

ホームページを見るかぎり、無料サロン体験はなかった。どうやら、自腹を切らなければならない。残念！

本社ビルは、言っては悪いがアートネイチャーと比べるとしみったれたビルで、暗い印象を拭えない。受付の中年女性に名前を告げると、すぐにカウンセリングルームへと案内してくれた。部屋の中には、テレビやヘアチェック用スコープなどの機材が並ぶ。また、カツラ商品のポスターなどといっしょに、日本毛髪業協会発行の賞状も壁に飾られている。

◆木村さん登場！

渡された問診票を律儀に埋めていると、茶髪の男がぬうと部屋に入ってきた。目つきが悪く、むくんだような顔つき。機嫌が悪そうで、なんだか嫌な威圧感を全身から発している。あれ、誰かに似ているな……と頭をめぐらせているうちに、ピンときた。木村だ。ダウンタウンファミリーの木村祐一にそっくりだ。

アートネイチャーのときみたいに、このカウンセラーもカツラなのだろうか？　注意して観察すると、毛にどこか張りがない。褪《あ》せたような茶色で、さらに生え際が見えない。かぎりなくダークだ。

「えー、それでは、いくつか質問させてもらいます」

木村さんはぼそぼそと低い声で話しはじめた。ひとしきりの応答のなかで、私はアデランスの施術はどの程度効果があるのかを聞いてみた。

「……まあ、かなり進行した人をフサフサにするのはむずかしいですが。えー、毛穴が毛穴としてちゃんと残っている人なら、毛は必ずどんどんと、また生えてきます」

おっと、かなり積極的な発毛宣言が飛び出したぞ。「どんどんと生えてきます」とは、アートネイチャーとは大違いだ。

ちなみに90年刊行の村上春樹著『日出る国の工場』（新潮文庫）では、「アデランスの人の話によるとハゲの原因の七〇％までは遺伝で、これはもうどんなに努力をしても努力するだけ無駄だということである」との記述がある。かなり前の情報だが、いまになって「どんどんと生えてくる」とは、たいした技術の進歩である。

「簡単に言いますと、ハゲるとだんだん髪が細くなってくる。これを健康な毛胞《もうほう》組織に戻せば、立派な毛がちゃんと生えてきます。毛穴があれば生える。けれども、急速に毛穴はなくなっていきますから、早く手を打たないといけない」

――アートネイチャーでは、毛穴はなくならず、最後は産毛になると言っていましたよ。

「……それじゃあ、アートネイチャーでは毛穴の奥のほうの説明を受けられましたか？」

――いや、そんなには。

「でしょうねえ」

と、木村さんは意味ありげな笑いを口元に浮かべる。

「えー、簡単に申し上げるとですね、ハゲてる人は毛穴が浅くなってるんです。浅くなると育毛剤が届きにくい」

えーと。単純に考えると、毛穴は浅いほうが、育毛剤の入りもいいと思うのだが……。いや、それより、なぜ唐突に育毛剤の話が出てきたんだ？

「つまり薄毛が増える原因というのは、むかしとは食べているものが違っていること。あと、生活サイクルが違ってきているからです。それで、皮脂の分泌量が多くなっている」

今度は薄毛の原因に話がとんだ。ついていくのが大変だ。

——あのう、ぼくはどちらかというと肉はあまり食べないし、仕事は朝早いから、ちゃんと夜は寝ていますが。

「まあ、人の感じ方で、脂が出ているのにわからなかったりするんで」

——いや、いまは食生活と生活サイクルの話をしているんですが……。

「それより、ちょっと双田さんの頭皮を見ましょう。アートネイチャーにごちゃごちゃ言われたんで、頭が混乱してるんでしょう」

うーん。一方的に押し進められている。まったくカウンセリングになっていないような気がするが……。

◆アデランスでないと、できない？

さっそくヘアチェックが始まる。画面に映し出された頭皮は……アートネイチャーのときと変わらないようだ。毛穴は薄い脂の膜に覆われていたり、フタがついていたりして、やはり、きれいには窪んでいない。

ひととおり画像をキャプチャーすると、木村さんは写真をプリントアウトし、ファイルの中のさまざまな毛穴の写真が比較されているページを開いて、私につきつける。

「これ（ファイルの毛穴が窪んでいる写真）と比べていただくと、双田さんの写真の毛穴はほとんど開いてない。脂が詰まってます。もともと太い毛が細くなって、すごく毛穴が浅くなっています」

図1　木村カウンセラーの手による毛包組織説明図。なにがなんだかわからない

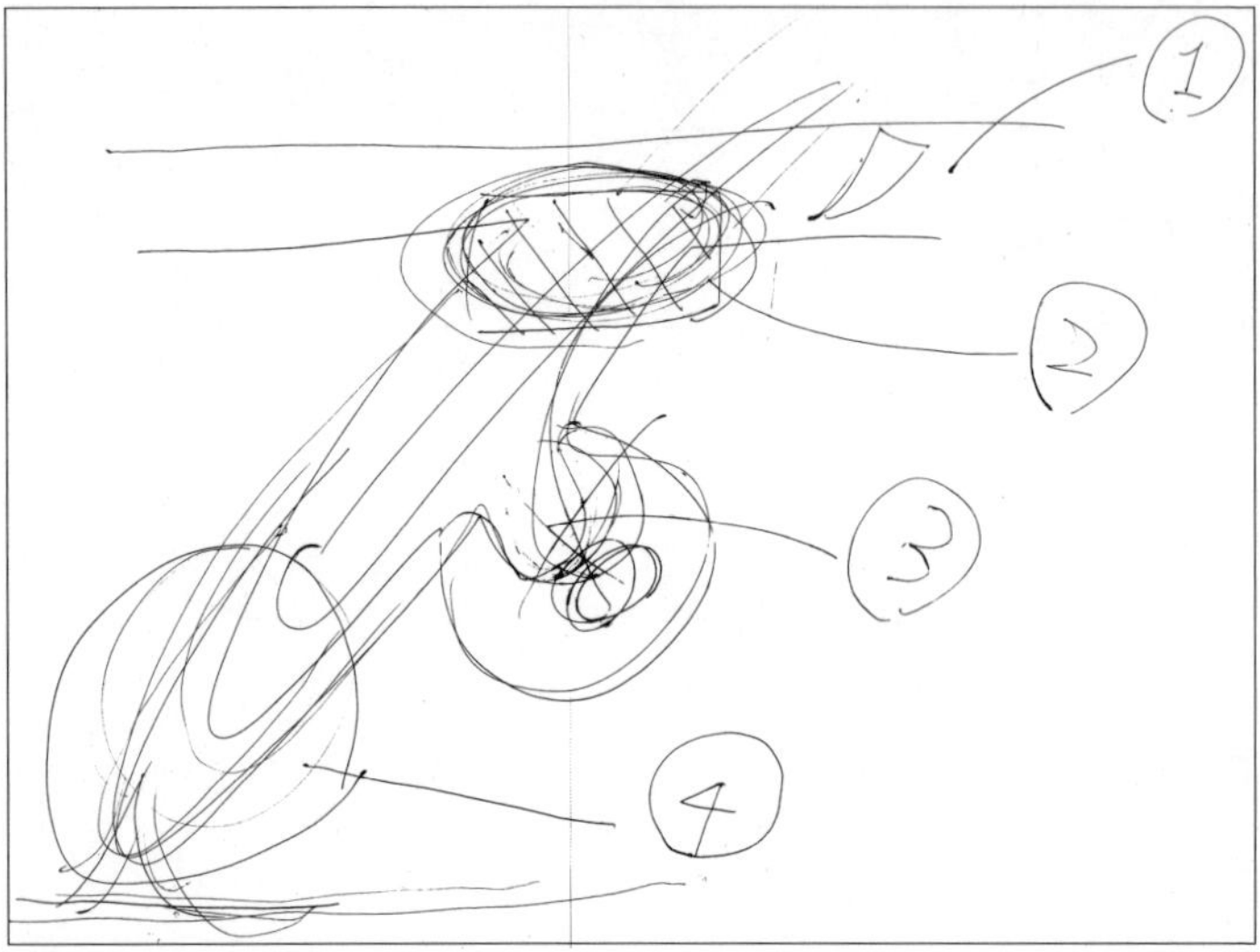

——毛穴の中のことなんて、スコープだけでわかるんですか？

「そう。結局、一番まずいのは、皮脂ですから。えー、双田さんはいろいろなこと、どーのこーの考えてますけど、脂で抜けてます。毛穴が変形していますから」

なんでそんなことがわかるんだ、と悩む私をさしおいて、木村さんはおもむろに紙に絵を描き出した。私の毛包組織の絵だという。

毛包組織の構造について、ここで説明しておこう。まず、毛が生えている漏斗《ろうと》状の皮膚組織全体を毛包と呼ぶ。この毛包内のもっとも深部に毛乳頭というものがあり、これが毛の根幹だ。この毛乳頭が活性化すると、それを取り巻く毛母という組織も増殖し、毛が成長していくのである。

木村さんは、ボールペンでガリガリと「双田さんの毛包組織」を描きながら、つぎのような

説を展開し出した。

「(皮膚表面に近いぶどうのサヤ状の組織を示し)これが皮脂腺といって、脂をつくる工場。これが双田さんの場合どんどん大きくなってしまって、ものすごく脂が出るようになってしまっている。この皮脂腺が肥大しすぎて、毛の毛母細胞を奪い取ってしまっている。毛穴自体も変形して、浅くなっている。で、抜けている」

皮脂腺が毛母細胞を奪い取る？　私はそんなにものすごい脂性なのか。

「(頭皮表面を塗りつぶしながら)ここに皮脂膜という膜がもうできてしまってるんですが、これはすぐに酸化されてしまうので先に取る。そして、毛穴に詰まっているこの脂とフケが混ざったケラチンリングをこそぎ取る。開いた穴に皮脂腺の肥大化を防ぐ薬をつける」

ケラチンリングとは、アートネイチャーがいうところの「フタ」とみていいだろう。

——でも、逆に取りすぎて害はないんですか？　朝シャンなんてあまりよくないとか言われてますが……。

木村さんは、あからさまに首をかしげ、やれやれといった様子で言った。

「皮脂はね、取らなきゃいけないんですよ。酸化して固まったら、シャンプーではもう取れない。定期的にアデランスで根こそぎ取る。そして、脂が出たら、その日のうちにアデランスのシャンプーで全部取っておけば、クリーンな状態と小さな皮脂腺を維持できる。この毛穴の掃除は、アデランスでないとむずかしい。アデランスでないとできない」

——そのケラチンリングとやらは、洗浄力の強いシャンプーでも取れないんですか？　台所洗剤でも取れない？

「いや。アデランスで溶かさないと取れない。双田さんね、いろいろな情報で混乱していると思いますが、今日からちゃんとやっていかないと、今日から。どんどん若ハゲが進行していきますから」

――ちょっと待ってください。いま、今日からって言いました？

「(私の頭を見ながら)ええ、今日から始めないと大変ですよ」

◆40代前半でサムライに？

なんだ、この展開の早さは？　思わず頭に手をやる。俺はそんなにハゲているのか？　ヤバいのか？　昨日ごっそり抜けたとか？　いま透けて見えてるとか？　蛍光灯の光の角度のせいか？　思わず前髪を気にする私に、木村さんは、とどめの一撃を食らわせた。

「えー、あのですねぇ、双田さん。男性の髪は5～6年で生え変わるんですが、いまの髪の状態はむかしと比べてどうですか？」

――そ、そりゃあ、抜け毛は気になりますよ。額もいくらか後退したかな。

「だいたいでいいんですけどね、24歳ごろの髪の量とか質を10とすると、いまはどのくらいです？」

――どうかな。まあ……8割くらい、かな……。

「5年後には、34歳にはですね、いまの全部の髪はモデルチェンジしているんですよ、いまの8割。その後はその8割。そうすると、このままだろうか、ってことなんですがね。考えてみればわかると思うんですけどね」

つまり、5年ごとに8割残して抜けていったら、10年後には6割強、15年で半分……。母さん、私は40代前半で早くも完全にサムライ頭になります。七三ヘアがきれいなバーコードになるでしょう。

恐れおののく私を尻目に、木村さんは毛根の検査をしましょうと、机の上を片付け出した。事前の指示に従って私が持ってきた10本の毛を、プレパラート（ガラス板）に接着し、顕微鏡で見る。画像はテレビに送られる仕組みだ。

「正常な毛根っていうのは、毛の太さの3倍あるんですがね」

彼は手元のファイルをめくり、正常な毛根を見せた。その写真と比べると、画面に映し出された私の毛根は明らかに細く、毛の太さの3倍などない。2倍あるかないかといった程度だ。

「これも育っていない……えー、これ双田様の毛で間違いないんですよね？」

木村さんは不吉なことを言いながら、深刻な顔で毛根をチェックしていく。毛の太さの3倍もある毛根は、ついにひとつも見つからなかった。

——でも、毛根の太さって個人差があるんじゃないですか？

「いや、正常な毛根とは明らかに違いますよ。女性の毛と比べてみればわかるんですけどね」

——あのですね、皮脂がそこまで悪影響をおよぼすなら、遺伝的にハゲにくい人でも、髪を洗わないと例外なくハゲてしまうということになると思うんですが。

「ええ、そうです」

――それなら、浮浪者とか、全然髪を洗わないと思いますが、けっこう髪がありますよね。モサモサな髪もいるし、ハゲの割合は通常人とさして変わらないような気がしますが、ああいう人はどうなんですか……？

◆五木寛之氏の場合

いまや、私の脳裏は群れなす浮浪者たちのイメージで埋め尽くされているのだが、そこに場違いにもある紳士の姿が紛れ込んでいる。そう、彼こそは、70代前半にしていまだ驚異的な毛量を誇っている、直木賞作家の五木寛之氏である。今回、独自の非常識健康法を引っさげて、対アデランス戦のために登場していただこう。

この五木氏。どのような健康法を行っているのか……と興味あるところだが、なんと、彼は髪を洗わないことで有名なのだ。

最近の著作（『養生の実技』角川Ｏｎｅテーマ21、04年）によると、「新人作家の頃は年に二回ほど洗っていた」のだが、いつしか春夏秋冬の四回に。そして最近は「加齢臭が気になってきたため」「2カ月に一度くらいの割合で洗っている」とのこと。だが、2カ月に一度でも彼にとってはオーバーペースらしく、「ときどき洗髪するようになってから頭がカユいという感覚が生じてきた」という。彼は自らの健康法の由来を以下のように説明している。

「私があまり髪を洗わないのは、若いころしきりに海外を歩き回ったときの観察による。いまは違うだろうが、インドや東南アジア諸国には、一生髪を洗わない人びとがたくさんいた。（中略）また世界各地でスラム街を根城にしているバガボンド、路上生活者、苦行者など、ほとんど髪の毛が腰まで伸びていたり、垢《あか》だらけのまま頭上を覆《おお》っていたりする。そういう人びとに禿頭《はげあたま》の人が見られないのは、じつに不思議だった。まさか髪の毛の濃い人がホームレスになるわけでもあるまい。洗髪をしないことと、脱毛《だつもう》とは関係がないと私は思う」

別の著書『こころ・と・からだ』（集英社文庫、98年）からも引用させていただこう。

「これはまったくの独断ですが、最近の男性の頭髪の活力のなさは、ひょっとしたら少年時代から毎日、シャンプーをしつづけたせいではあるまいか、と思えてなりません」

シャンプーをしないからこそハゲない。まさしく五木パラドックス。なぜ、こんなことがありえるのだろうか。不思議極まりない。

さて、カウンセラーは、あくまでも五木寛之氏のことではなく、浮浪者について回答した。

「まずは、ああいう人たちはここが（自分で描いた図の皮脂腺を指し）大きくない。……それと、もし、ああいう人たちが髪を洗ったら、全部取れちゃう。あれ、上にのってるだけでしょ？」

――の、のってるだけ？

なんと失礼なことをおっしゃる。五木氏は、大事な人に会うとか、パーティーの前などの晴れの場に、相手のことを考えて洗髪すると書いてある。ごっそり落ちたら大変だ。

「えー、浮浪者とかは……ああいう方たちは、ストレスもなく、人間的妄想もなく、そういうことでここの肥大化がスタートすることがない。だいたい、こう薄くなってくる人は、神経質ですとか、気にしてたりとか、繊細な心の持ち主なんで、そういう人があぁなることはないです」

おい木村。五木氏の諸作品がいずれも、ストレスも人間的妄想もなく書かれたなどというのは、ある意味スゴい文学論だぞ。

「ま、あの人たちは、ここ（皮脂腺）は大きくなってないのは間違いないです。けれども、頭皮は汚い」

しかし、どんなに汚かろうが、ハゲなければ全然かまわない。ふさふさの五木氏の頭皮は「シベリアの凍土のように表層が固まってくる」とあることだし。

「ですから、双田さんはいかに皮脂腺の肥大を止められるかということです。皮脂腺が肥大する性質なのは間違いがない」

——むーん。仮にそうだとしても、ケラチンリングを取るケアはずっとやり続けないといけないんでしょう？

「全然、全然、全然。こういう毛穴が手に入れば、維持していくだけなんで。ただ、アデランスにやらせてもらえるのであれば、簡単にこんな毛穴が手に入っちゃいます。けど、一定期間アデランスに通ってもらわないといけません」

簡単に手に入っちゃいますとは、大きく出たものだ。

◆カツラはカツラで、成功です！

ということで、具体的にアデランスでは、どんな施術をするのか聞いてみた。

「まずは、詰まった皮脂を溶かして、ぐじゅぐじゅにして、針で掃除していく。スカルパンチっていう、針のような水を出す機械で」

——（ビビりながら）針？　髪に悪いかな、なんて思ったりしますけど……。

このとき、突然木村さんは自分のアタマを指差し、小声で「カツラです」と言った。そして、照れたような顔をした。

……？　わけがわからない。意味不明で面白すぎる。笑いを必死でこらえねばならない。もしかして「髪には悪い」という言葉に反応したのだろうか？　確かに、彼の髪は赤茶けていて、乾燥している。つまり、自分の髪はカツラだから傷んでいるように見えるが、サロンの施術ではこんな赤茶けた髪にはならないということか？

——えー……（言葉に詰まる）つまり……カツラで？

「（微笑みながら）ええ、カツラはカツラで、成功です！」

なにが成功なんだかよくわからないが、私に自慢されてもどう対応していいのか不明だ。つまり、彼も結局、カツラ売りだということなのだろう。ちなみに02年の業界ヒアリング資料では、アデランスのサービス売り上げの内訳は、カツラ75・4％、育毛17・9％、増毛6・7％となっている。

私はここで、アートネイチャーで聞けなかったカウンセラーへの質問を思い出した。

——ええと、あなたはこのサロンで育毛の施術をされたのですか？

「（考え込み）やってた時期もあります……。ただ、これは、管理するのが大変で。ぼくはこういう仕事をしていますから、お客様のお話を聞かなきゃならない。時間がなくなっちゃった」

ここで仕事をしていながら、施術を受ける余裕がない？　このカウンセラーはそんな忙しいのだろうか。というか、俺のせいか？　俺があなたの育毛タイムを奪っているのか？

「まあ、2週間に一度通ってもらえればいいだけですよ。治すのは簡単なことなんです。髪の手入れを始められると、ばんばん太い毛が生えてきます。どんどん毛根が深くなっていって、マッチ棒みたいな毛がいっぱい出てきます」

——(「じゃあ、あなたもやってください」と言いたいのを我慢しながら)ふつう、どのくらい通うんですか？

「ぼくの感覚だと1年。1年でしっかりとした毛根を手に入れて、あとは自宅でケアするだけです。ただ、そのためには、ほんとに一刻も早く始めていただかないと」

——(「じゃあ、あなたも一刻も早く始めてください」と言いたいのを我慢しながら)でも、いきなりはちょっと……。

「双田さんの場合は早めに手を打たないといけない。ぼくも、あなたの頭をこれ以上悪くしたくない。だから、今日これから、よろしければ双田様の頭皮を掃除させていただきたいと思います。体験なので、お代はいただきません」

え？　無料サロン体験？　それはありがたいが……これからすぐに？

「ぼくはこれから、ほかのお客様の診断をしなければいけません。上のサロンの人に双田様の症状を伝えておきますので、どうでしょうか？」

こうして意外なことに、ヘアチェックからそのまま無料体験を受けることになってしまった。

しかし、確かホームページのヘアチェック情報では、皮膚温度測定、脂分測定などの検査があったのだが。あれは省かれてしまったのだろうか？

◆アデランスのサロン体験開始！

上階に赴くと、ずらりと個室が並んでいる。これらはもともと、カツラ使用者のための理容室である。月に一度ほど、カツラ使用者は伸びてきた自毛部分をカットするためにここに来るのだ。どこからか密やかにシャワーの音が聞こえるだけで、フロアは静まりかえっている。

通されたのは、洗面台に大きな鏡がある小さな部屋。個室で区切られているところをのぞけば、普通の床屋となんら変わらない。壁には、散髪の代金表や、新製品のカツラ、育毛機材のポスターが貼られていた。イスにかけると、木村さんがさっそく施術に入る。

「まず、スカルプクレンジングで表面の脂を取らせていただきます」

あれ、そういえばこの人、ほかのお客様の診断はどうなったんだ？　木村さんはそ知らぬ顔で、クレンジング剤をゴリゴリと擦《す》り込むように地肌に塗りつける。髪が引っつれて、痛い。専門の美容師などはいないのだろうか？

――契約したら、これからもずっとあなたがやってくれるんですか？

「いや。専門の人がいます」

――CMを見ると、女性がやりますよね？

「オンナが、いい？」

めったに聞くことのないダイレクトな表現に度肝を抜かれ、私は「そういうわけではないんですが」と小声で弁解せざるをえなかった。

毛穴への擦り込みが終わり、背後を見ると、古ぼけた巨大なヘルメット型の機械が目に入った。アクティブ・アロマスチームというものだ。

ヘルメットをかぶると、徐々に蒸気が吹き出してくる。55℃で15分も頭部を暖められ、かなり意識が朦朧《もうろう》としてきたころ、やっと木村さんが戻ってきた。ごつい機械がのった台車を押しながら……。

◆スカルパンチ登場！

こいつがスカルパンチか。針のような水を噴射するという無骨な本体からは、丸いシャワーヘッドがひょろりと伸びている。

私は断頭台に据え付けられる囚人みたいに、首を洗面台におろした。

「痛かったら言ってくださいね、弱くしますから」

——ちょっと待ってください、そんなに痛いんですか？

木村さんは、むりやり私の頭頂にシャワーヘッドを押し付けた。耳元で機械が唸《うな》り出す。

……だが、たいして痛くはない。髪になにか当たっている程度だ。なんだ、このぐらいだったら大丈夫……だったらよかったのだが。

——痛い、痛い！　痛い！

「水圧、下げましょうか？」

——（手を振り回しながら）おい、ちょっと待て！　痛ェエ！

まるで、生け花の先生が出来の悪い弟子に全力で投げつけた剣山がみごとな角度で頭に突き刺さったかのような激痛に襲われた。私は絶叫し、頭をそらして逃げ出さざるをえなかった。

——こ、これが！　スカルパンチか！

「じゃあ、出力、かなり下げてみますんで」

木村さんは機械をいじるなり、またシャワーヘッドを構える。

圧倒的に気がすすまないのだが、やめてくれとも言えず、私はしぶしぶと頭を台におろした。

——お願いしますよ……あ、ちょっと、まだ痛い。

こうして3分たらずではあったが、どうにかスカルパンチが終わってくれた。わけもわからないうちにシャンプーが泡立てられる。

かすかに流れているジョージ・ウィンストン風のピアノＢＧＭが心地よく、安堵のあまり気絶しそうになってしまった……。

◆アデランスのシャンプーの実体は？

ここで、シャンプーについて詳しく突っ込んでおこう。シャンプーとはいったいなにか。これは、界面活性剤という成分を含んだ、毛髪用の洗浄剤のことである。

界面活性剤は、水と油を混ぜ合わせる成分。脂分を含んだ汚れを、水に溶けやすくすることで対象から引きはがす。界面活性剤は大きくいって、植物に含まれる天然洗浄成分、脂肪酸ナトリウムなどの石けん成分、そして化学工業の産物である合成界面活性剤の3つに分けられる。先の2つは扱いづらいので、いわゆるシャンプーの洗浄剤となると、たいていが合成界面活性剤を使用することになる。合成界面活性剤はそれこそ星の数ほどあるので、どんな洗浄剤を使っているかでシャンプーの質が決まるといえる。

さて、アデランスのドスカル・スカルプシャンプーの主要洗浄成分は、スルホコハク酸パレス2ナトリウム、ラウレス3酢酸ナトリウムの2種類であった。

スルホコハク酸パレス2ナトリウムは、コハク酸を使用した弱酸性洗浄剤。一般に、弱酸性洗浄剤は肌のpHに近いためアルカリ系の洗浄剤よりも刺激が少ないとされ、洗顔料などデリケートな部分用によく使われる。ラウレス3酢酸ナトリウムも、合成界面活性剤のなかでは比較的肌への作用が穏やかといわれているものだ(ちなみに、ラウレス硫酸ナトリウムという、広く使われている指定成分の洗浄剤と名前が似ているが、まったくの別物だ。酢酸と硫酸では性質が大きく異なる。一般に、硫酸を含んだ洗浄成分は脱脂力・刺激性が強いので、肌の弱い人はとくに気をつけなければならない)。

総論すると、アデランスのシャンプーは肌の健康を意識したシャンプーだといえる。少なくとも、市販のものよりはずっと良質だ。

洗髪が終わると、木村さんは排水口に溜まった白いネバネバしたものを見せてくれた。これがスカルパンチでこそぎ出された頭皮の皮脂ということだ。湯葉をひとつまみちぎったような感じである。確かに効果のほどは申し分ないということはわかった。

続いて木村さんは、濡れた私の頭を遠赤外線ドライヤーで乾燥させ、育毛剤のドスカルEXローションを頭皮に塗り込む。この育毛剤には、センブリエキス(血行促進)、グリチルリチン酸ジカリウム(殺菌)、ヒノキチオール(細胞活性化)、ダイズエキス(男性ホルモン抑制)など、種々の生薬成分が含まれているという。成分自体はどれも一般的なものだ。とりたてて特徴はないが、まんべんなく効能が詰め込まれた平均的育毛剤といえるかもしれない。

これでサロン体験は終了。無料体験は簡易版であり、契約するとさらに施術は増えるという。

◆アデランスの「お勧めサービス」とは?

私たちはふたたびカウンセラールームに戻った。金額交渉の前に、アデランスの施術の特徴を記しておこう。

アデランスの施術には、3つのコースがある。健康な頭皮の維持にフューグロウ、抜け毛防止にドスカル、髪の成長をサポートするディオロスの3つだ。木村カウンセラーは、「あまりハゲてない人向け」「ちょっとハゲた人向け」「かなりハゲた人向け」とそれぞれのコースを説明した。これら3つのコースは、さらに脂性タイプと乾燥タイプ、あるいはダメージヘアタイプなどに分けられ、全部で7つのプランが用意されているという。

表2　アデランスの施術・製品と料金

	期　間	回　数	金　額
施　　術	1年	24回	36万円
	6〜12カ月	12回	20万4000円
	6カ月	6回	11万4000円
ホームケア製品(3カ月使用分)	スカルプクレンジング		4100円
	シャンプー		8100円
	トリートメント		8100円
	育毛剤ベースローション		9500円
	育毛剤EXローション		7000円
オプション製品(任意選択)	頭皮洗浄機スカルパンチの簡易版デュアルプレケア		3万9900円
	空気圧マッサージ機カルフィナ		12万6000円
	ヘッドギア型低周波器スキンスキップ		8万5000円
	ビタミン・ミネラルサプリメントヘアタブレット		8400円

それぞれのプランごとに、使用されるヘアケア製品や機器が違う。また、今回の簡易コースでは1つしか使われなかったが、フルコースでは育毛剤は2つ使われるようだ。こうしてアデランスは、宣伝でうたわれるように全14種類もの育毛剤を用意している。関連するヘアケア製品も膨大な数だ。資金力を活かして国内外のさまざまなメーカーから商品を買い集めているところが、アデランスの育毛サービスの最大の特徴といえるだろう。

コース説明のあと、こちらから金額の説明を要望する。料金表を見せてくれと頼んだのだが、「人それぞれ違うので、そういうものはない」とのこと。その代わりに出されたのが契約書だ。サインをすれば法的効力をもってしまう、3枚つづりになったホンモノの契約書がいきなり出てきてしまった。ともかく、金額を見てみよう(表2)。

「双田さんは1年コースがいいですから」

そう言って、木村さんはお勧めサービスの合計額を紙に計算しはじめた。

その1年分の内訳は、施術24回とホームケア製品14万7200円のほかに、オプションのデュアルプレケアとフィジカルエステ12回9万6000円が加わり、合計64万3100円となった。けっこうするなあ……と内訳を眺めていると、妙なことに気づいた。説明を受けていないサービスが入っている。

――ちょっと待ってください。9万6000円のフィジカルエステって、なんですか？

「ああ、これですか？　これは髪をよくする。状況を改善する。タンパク質を入れる」

わけがわからない。契約書を見ると「傷んだ髪の健やかさを取り戻すためのヘアケアです」とある。タンパク質を髪に塗布するサービスらしい。

――ちょっと、これ、いりませんよ。髪のダメージなんて後回しでいいです。

「いや、でも、髪、よくなるので、セットで受けたほうがいいです」

どうも納得がいかないでいると、

「では、施術12回の半年コースはどうですか」

木村さんは新たに計算しはじめた。さっきと同じ内訳で、36万5500円だ。それでも渋っていると、

「とりあえず、施術6回分だけでも購入したらどうか」

と迫る。一転して、ヘアケア製品はすぐに必要ないとも言う。

◆発毛効果は約束されていない？

どうしよっかな、と契約書に目を通していると、重大な一文を見つけた。

「ヘアサポートアクアの『役務』は、脱毛予防と育毛効果を目的としたヘアケアです。発毛効果をお約束するものではありません」

ちょっと待ってくれ。聞いていないんですけど。しかも、目の前のカウンセラーは「太い毛がばんばん生えてきます」などと口にしていたぞ。

脱毛予防といったレベルでも効果があるなら万歳なのだが、売り方がとてもひっかかる。

ふと見ると、木村さんの仏頂面が増していた。時刻は午後8時半。もう帰りたいのだろうか。密《ひそ》かに貧乏揺すりをしている。

「もし、本当に双田さんがその状態を維持したいのであれば、アデランスでやったほうがいいと思いますよ。まあ、そうでないなら、別にアデランスでなくてもかまわない」

——データはありますか？　いままでこのサロンの施術を受けた人の改善結果を統計的に取ったものとかです。

「そういうのは、ないです」

吐き捨てるようにそう言って、木村さんは突然腰を上げた。

「それでは……またやる気になりましたら、あとでこちらに電話くれますか。今日はここで」

時計をちらちら見ながら、私が腰を上げるのを待っている。帰りたくてたまらないのだろう。去り際、名刺をくれるよう求めたが、持っていないとのこと。カウンセラーが自分の名刺を持っていないとは、ちょっと信じられない。

木村さんは、「仕事がありますので」と言って、私ひとりをエレベーターに乗せた。予想していた営業攻勢はないに等しかったものの、なんとも後味の悪い体験となってしまった。

ふたたびアートネイチャー●洗浄力ナンバー1　噂のフルーツ酸

今回はアートネイチャーのサロン体験なのであるが……受付に向かうエレベーターを待っていると、ちょっとした事件が起きた。

私がエレベーターに乗り込み、5階のボタンを押すと、するりと背後からOL二人組が相乗りしてきたのだ。彼女たちは、7階のボタンを押す。しゃべりながら乗ってきたくせに、扉が閉まった瞬間、二人ともいきなり下を向いて黙ってしまった。すでに点灯している5階のボタンの横には、「アートネイチャー」の文字が鎮座ましましている。

静かにエレベーターは上がっていく。耐えきれない。すごく居心地が悪い。ちらちら見られているような気がする。……あの人、アートネイチャーに行くのね……カツラかしら……などと思われているにちがいない。

悶々としていると、「5階です」というアナウンスとともにエレベーターのドアが開いた。「AN」のロゴが柱に光る美しいエントランスが、われわれ3人の前に御開帳。やられた。豪華丸出しアートネイチャー。

私は敗北感に包まれて、逃げるようにエレベーターを降りた。あわてていたため、一人の女性の肩にぶつかりそうになり、「すみません」と言おうとして声が出ず、「オフッ」という変な呼吸音が

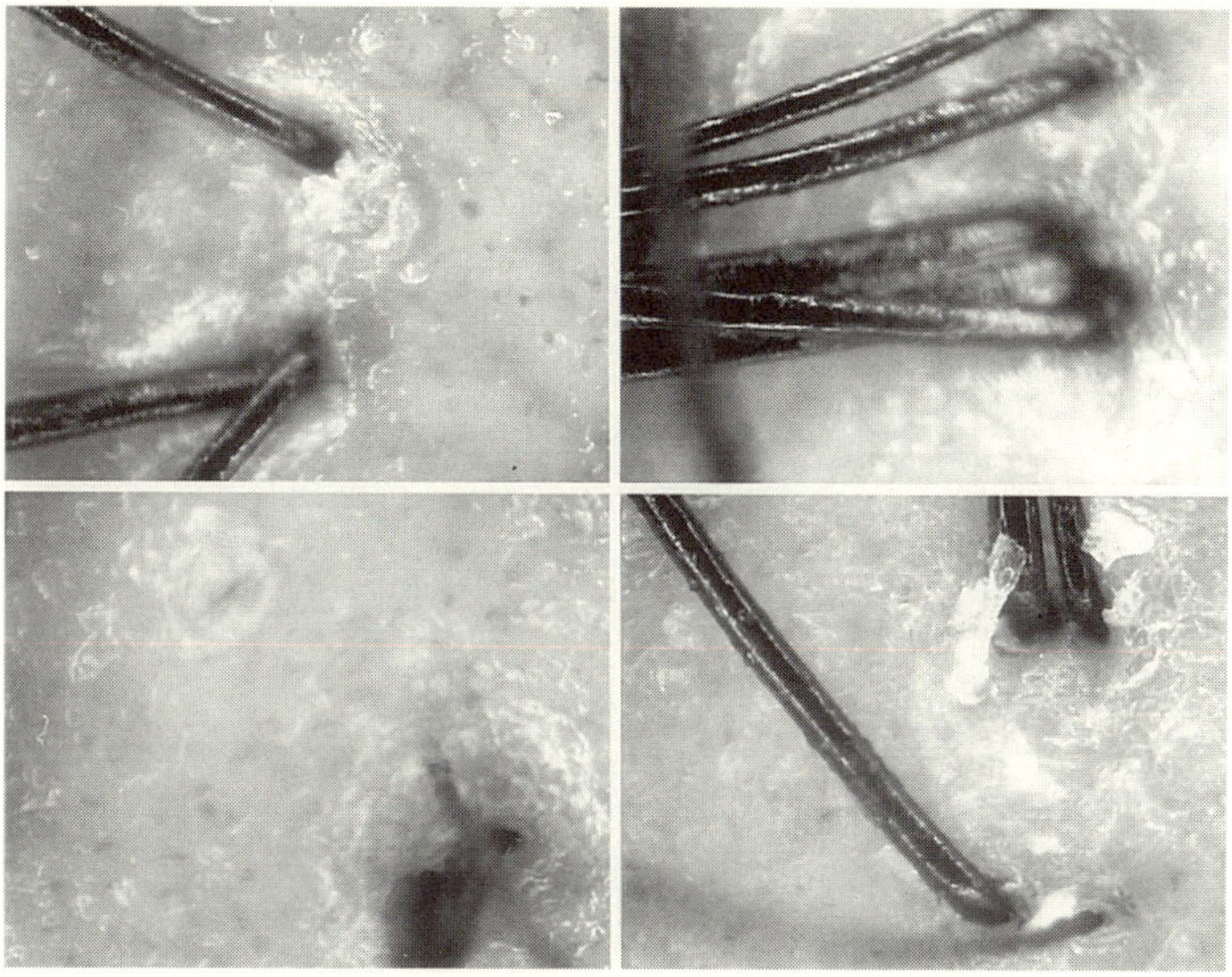

私の頭皮画像（丸山さん撮影）。確かに白いモノが毛穴に……

出てしまった。完全に挙動不審である。

意気消沈で受付に行くと、丸山さんがすぐにやってきた。あまりにいい笑顔をしているので、さっきのショックも癒されてしまう。まさか、私が体験を予約するとは思っていなかったのだろう。

まかせてくれ。受けて見せようじゃないか、フルーツ酸！

◆ヘア・フォー・ライフVs.ヘア・コンタクト

まずは、前回来店時と同じ部屋で頭皮の状態をチェック。

前とほとんど変わらない。脂が膜のように覆っていて、毛の根元に白い垢のようなものもいくつか見える。スカルパンチを一週間前に受けたにもかかわらずである。「この状態を覚えておいてください」と告げられ、二人で席を立つ。

想像以上に広いフロアを歩き、目的のサロンルームに到着。壁には、カツラのポスターが貼られている。これが噂のヘア・フォー・ライフか。

——これ、すごいカツラなんでしょう？　ほかでも似たようなの出てますよね。女の子が腕にくっつけて、ぴーんとやってたやつ。

「あれはプロピアさんのヘア・コンタクト。まあ、くっつけるぶんには同じです。でも、うちのはネットでして、何度でも使えるんです。プロピアさんのは、膜みたいなやつでして。取っちゃうと、もう使えない。使い捨て。ウチのと違って、かなりかかりますよ」

と、丸山さんは自社の製品をベタ褒めしはじめる。

——はあ。でも、そんなにいいんなら、カツラ全部これにしちゃえばいいんじゃないですか？

「いや、これですね、この頭まるまるひとつぶんのをカットして、ハゲた部分に貼るんですけど……下に毛があると使えない。完全にハゲてるか、あるいはいつもきれいに剃ってなきゃいけないんで」

となると、使える人がかなり限られているのではないか。

——で、あの……失礼ですが、これ使ってますか？

「いや……、私のは、これとは違うんです……」

——え？　結局、使ってないんですか？

などとカツラ話に興じているとき、やっと美容師がやってきた。丸山さんがやるのだと思っていたので、思わず尋ねる。

「女性がやるんですか」

「はは、やっぱりあれですか、女性のほうがいいですか、はは」

丸山さんは微妙にいやらしい笑いを浮かべる。

そんなことがあるかと、私は少々気分を害しつつ女性をチェックしてみる。おお、けっこう可愛いではないか。どことなく、04年度のイメージキャラクターの乙葉に似ていなくもない。

――いいっスね、いいっスよ！

丸山さんはいやらしい顔のまま部屋を出ていき、さっそく乙葉さんは仕事に取り掛かる。

◆アートネイチャーのシャンプーって、こんなもの？

施術はシャンプーから始まった。つい最近までホンモノの美容師だったというだけあって、手際のよい洗髪だ。

――シャンプーって、どのくらいの頻度でやるのがいいですかね？

「うーん、2日にいっぺんとかでいいんじゃないですか？　皮脂って、取りすぎると悪いですよね。毛穴が詰まるのもダメですけど、取りすぎるとかえって脂が出ちゃいますし」

毎日よく洗うべきだとするアートネイチャーの方針とは逆の驚くべき発言。教育が行き届いていないのだろうか？

そして、ＳＱシャンプーによる洗髪だ。丸山さん曰く、指定成分が入っていないということであったが、ここで実際の成分を見てみよう。
①ラウレス硫酸ナトリウム
②スルホコハク酸パレス2ナトリウム
③ラウラミドグルコシドベタイン
これは、丸山さんがいうほどよくない。②と③の成分は、それぞれスルホコハク酸を使用した弱酸性洗浄剤と、ベタイン系とよばれる低刺激洗浄剤だが、最大配合量のラウレス硫酸ナトリウムは、市販シャンプー成分の代名詞ともいえる洗浄剤だ。刺激性は高い。

これ、ダイレクトに指定成分じゃないっすか、丸山さん！　どこが市販のものと違うんですか？もっといいのがコンビニに売ってますよ！

◆フルーツ酸施術と灼熱スチーム施術

問題のシャンプーでの洗髪が終わり、早くも目玉のディープクレンジング。フルーツ酸施術だ。排水された溶液を再利用できるポンプ付きの流し台が運び込まれ、仰向けに頭を寝かされる。透明なぬるい液体が髪にじょろじょろとかかってきた。おい、ちょっと待ってくれ、乙葉さん……、あんた手袋しているのか？　そんなに手荒れするのか？

どのくらいの濃度のフルーツ酸なのか聞いたが、わからないとの答え。頭皮にダメージのない妥当なレベルに設定されていることを祈る。

10分程度でこの施術は終わったのだが、とくに刺激があるわけではなかった。水で洗い流された感じに近い。害はなさそうで、安心である。

乙葉さんは「こんなに脂が取れましたよ」と、使用後の溶液を見せてくれた。透明だった液体が、真っ白く濁っている。

続いて、フルーツ酸を洗い流すために再度のシャンプー、コンディショナーの塗布。

こうして、やっと育毛剤の登場だ。まず、プレローション。皮脂そのものをつくらなくすると丸山さんが大見得を切った代物である。塗布されるが、何も感じない。刺激性はないようだ。

そのまま蒸気ヘルメットで頭部を覆われ、足下には太陽光治療器が置かれる。有害な紫外線を除いた可視光線を当て、全身の血流を改善させるという。

しかし、頭も足も熱されて、ひじょうに暑い。朦朧としていると、隣の部屋から客と店員の話が聞こえてくる。どちらも男だ。自毛部分のカットに来たカツラの客なのだろう。サイドの髪を流してとかなんとか、理容師に注文をつけている。そのうちプロ野球の話になって、ダルビッシュはホンモノかどうかで熱心に語り合いはじめた。

「ダルビッシュ……日ハム」「東北高……ダル……ビッシュ」「イケメン……アラブ……ファン……クラブ……」

朦朧とする頭に、断片的な会話が渦を巻く。血流がよくなるというより、単にのぼせているだけのような気がする。

◆男性ホルモンを活性化しにくくする育毛剤

耐えられなくなったころ、乙葉さんが戻ってきた。スチーマーをはずし、もうひとつの育毛剤スカルプローションの塗布となる。

この両育毛剤は、クチナシ、クララ（苦参《クジン》。胃炎などに効果がある）、エンメイソウ（延命草。胃腸薬として用いられる）という三つの生薬を主成分とするものだ。特許庁のデータベースでこの製品の特許内容に当たってみると、以下の記述が見られた。

「本発明に係る5αレダクターゼ（一般的表記はリダクターゼ、引用者）阻害剤は、クチナシの抽出物20～40％、クジン抽出物30～60％、延命草抽出物20～40％の割合で混合したとき、それぞれ単品で配合したときよりも効果が高い」

この育毛剤がその働きを阻害するという5αリダクターゼとは、なにか？

これは、男性の前立腺や睾丸、あるいはヒゲ、胸毛など、男性ホルモンによって発達する器官に多く存在している酵素であり、男性ホルモンのテストステロンをデヒドロテストステロン（DHT、ジヒドロテストステロンなどとも呼ばれる）という活性型の物質に変えてしまう性質をもっている。

この活性化した男性ホルモンであるデヒドロテストステロンが、脱毛部位の男性ホルモン・レセプターに取り込まれると、通常の男性ホルモンでは見られない過剰な反応が起こり、脱毛現象などが引き起こされるという。つまるところ、5αリダクターゼの作用を阻害すると、デヒドロテストステロンがつくられにくくなるため、男性型脱毛は抑制されることになる。

こうした効果をもつ有名な薬が、フィナステライドという抗男性ホルモン薬だ。製品名はプロペシア。毛髪治療薬として国内で販売できる医療用薬物にするかどうか、現在、厚労省で審議中である。もとは前立腺肥大症の治療薬であるため、毛髪治療薬としても効果は折り紙つきだ。ただし、いまのところ未承認であるため、海外から個人輸入したり、医者から保険適用外で処方してもらう以外には、入手手段はない。

このほかに5αリダクターゼ阻害剤には、アートネイチャーの育毛剤に含まれているクチナシやエンメイソウなど、天然の生薬成分も数多く存在する。

医療機関ではない(医薬品は扱えない)育毛サロンは、こうした生薬エキスをメインに使わざるをえない。しかし、生薬では、フィナステライドなどの本格的な抗男性ホルモン薬と比べると、性欲減退などの副作用がない代わりに効果のほうも満足に足るものとは言いがたいようだ。たとえば前立腺肥大症の対策として、ノコギリヤシなどの5αリダクターゼ成分を含んだサプリメントが薬局やコンビニエンスストアで売られている。だが、こちらも予防になるかならぬかといった程度のものである。

さて、サロン体験に戻ろう。育毛剤の塗布のあとは、マイクロカレントという微弱電流で細胞を刺激・活性化する。乙葉さんは電流が通っているというグローブを使い、「単に指を当てているだけなんですよ」という程度の強さで頭皮をマッサージする。

続いて、電動マッサージキャップバイオウェーブを装着。なにやら内部に機械が仕込まれており、複雑な揉み方が可能になっている。これがなかなか悪くない。人の手の揉み方に近いという。でも、そこで手持ち無沙汰に突っ立ってる乙葉さん、できればあなたのしなやかな指で揉んでほしいんですが……と言いたいが、気の弱い質《たち》なのでとうていムリでした。

ついで、頭皮を引き締める冷却スプレー・フリーズフォースの噴霧。最後に、ケラチンなどの入った髪質改善トリートメントを塗布して、約1時間弱の施術が終了する。

◆頭皮がカサカサになりました！

さて、乙葉さんに別れを告げ、またカウンセリングルームに。

揉み手で待機していた丸山さんに、再度スコープで頭皮を見てもらう。確かに毛穴はすっきりと開いている。ところどころ、まだ薄い膜が毛穴を塞いでいるところもあるが、脂はよく取れている。

「これ、何度かやると、完全に開くんですけどね」

――でも、なんだか痒《かゆ》い感じがあるんですが。大丈夫ですか？

そう、このあたりから頭皮がむず痒くなってきていたのだ。

「ええ、強制的にやったんで、ちょっとここらへん、カサカサしていますね……」

スコープで見ると、確かに皮膚がザラザラになっている。なんてことだ、大丈夫か？　保湿効果のあるプレローションを塗っても、こうなっているとは。

「でも、すぐまた（脂が出て）戻りますので大丈夫です」

——あの、なんというか……これ、あんまり頻繁にできないですね。フタだけ取れればいいんだろうけど、もう頭皮全部がカサカサになってますよ……。

「そうですね、取りすぎると逆に抜けますから、ディープクレンジングは月に1回か2回ぐらいでいいんですよ。……で、これで、ウチの施術はすべて終わりなんですが」

さて、ここから売り込みが始まるかと思いきや……。

「ウチは予防程度でやっているんで、毛が生えるってことは、まずないんですよ。まあ、ウチじゃなくても、そうなんですけど。ただ、ウチはなんとか食い止めようということでやらせていただいてます。必ず、納得いただいてから始めてもらっています。ほかのサロンもまわってみて決めていただいてもいいです」

と、予想しなかったようなダンディな対応。契約しろだのしないだのの攻防戦が繰り広げられると予想していたのだが、肩すかしをくらってしまった。

「ただし、ひとつだけ、もしほかのサロンに行くなら、気をつけたほうがいいことがあります」

丸山さんは急にまじめな顔になって話しはじめた。なぜか小声だ。

「ほかのサロンに行ったとき、双田さんから価格表を見せてと言わないでも、先方から明らかにするかどうか、そこをよく見たほうがいいと思います。どこのサロンも、いろいろなものを組み合わせて（プランを）つくりますから。本当はもっと安いプランがあるんだけど、勝手に組み合わせて高いプランから売り込もうとするんですね」

さすが、長年高いカツラを売っているだけあって、売り込み方に詳しい。というか、丸山さん。

あなたも前回、「じつは6回コースがあるんです」なんて最後になって付け加えたけど、……不問としておこう。

「もっとひどいところは、とりあえず安いプランで入会させて、あとからどんどん商品を売りつけてくる。『これこれが、ぜひあなたには必要ですよ、効果があがりますよ』なんて言って。ほんとに、よそは備品が高いんです。気をつけてくださいね」

こうしてアートネイチャーの体験は終了した。丸山さんはわざわざエレベーター前まで見送りにきて、「比べてみて、考慮に入れてください」というだけ。無理に売り込もうという姿勢は最後まで見られず、かなりの好印象であった。

……とはいえ、頭皮の痒みはその後数時間は続いたのだが。

テクノヘア●トークの魔術　マイナスイオンで毛は生える？

雑誌『週刊ＳＰＡ！』の広告などで見かける、日本毛髪業協会所属のテクノヘア。設立は95年だが、精力的な事業展開で全国に36店舗をもつまでに成長した、名古屋発の中堅育毛サロンである。どうやら、かなり儲かっているらしい。というのも、転職支援サイト「リクナビ」内に、以下のような驚くべき求人広告が記されていたからだ。

題して「楽チン契約の秘密」（原文どおり）。

「（客一人あたり）一回の契約が数十万以上になります。金額的に『簡単に契約できなさそう』とお考えですか？　でもここのスタッフは皆20代のごく普通の女の子ばかり。じつは話し方にコツがあるんです。強弱の方法や、お客様の観察方法など。そのノウハウがあるから、結構簡単に仕事が取れます。たとえばあなたが一日一人、20日で20人接客すれば、７００〜８００万円を売り上げられるシステムが、ここにはあるというわけ」

従業員１人、一カ月７００〜８００万売り上げられるとすると、一年で８４００万〜９６００万！「結構簡単に」一人で１億近く売り上げるだと？

さらに求人広告を読みすすむと、現れたのは、にこやかに微笑む女性の写真が３つ。それぞれ車のキーだの、ブランドもののアクセサリーやバッグを手に、満面の笑みを浮かべているではないか。

「頑張って働いた自分へのご褒美。VW『ポロ』新車のキー。一括で買いました♪」

「ブルガリのオニキスペンダント。18万円。友達からも羨ましがられちゃいます」

「エルメスのエールバッグ、22万。新品をブティックで買いました」

こんな求人広告を衆目にさらしているからには、最高の施術を行ってくれる育毛サロンなのだろう。もし、私を圧倒させてくれたら、カウンセラーの方々には、ぜひとも車はワーゲンと言わずポルシェ、エルメスはエールと言わずバーキンを買っていただきたい。

◆山田さん登場！

きっちり真贋《しんがん》見極めさせてもらいましょう、と私は一路、新宿南口店へと潜入に向かった。場所は、雑居ビルの6階だ。すさまじく稼いでいる(らしい)わりには、こぢんまりとしている。店舗の中も、以前取材した大手に比べるとかなりチープな感じだ。もちろん、内装など施術とは関係ないのだが。

案内された部屋で問診票を埋めながら待っていると、カウンセラーがやってきた。

「失礼しまぁす。きょうの担当をさせていただきまぁす。よろしくお願いしまぁす」

25歳程度であろう、茶髪の女性だ。気が強そうでちょっと太めなあたり、山田まりやを思わせなくもない。

問診票をもとにした簡単な質問が終わると、さっそく山田さんは頭皮チェックに移った。私の髪をまさぐりながら、頭皮をクソミソに言いはじめる。

「頭皮の色もよくないですねぇ。普通は青白い感じが一番ですが、赤いような、黄色いような。血行不良を起こしていますねぇ」

アデランスやアートネイチャーでは、頭皮は健康と言われたのだが……。体調によって違ってくるのだろうか。

それから、マイクロスコープでのチェックに移る。画面には、もう何度も見た自分の頭皮が映っている。いつもと同じ、白っぽい頭皮である。どこが黄色っぽいのか尋ねようとすると、

「あー、脂がやっぱり多いですよぉ！　頭皮はとても不健康！」

と、新たな一撃が加わる。

——(イライラしながら)昨日の夜、洗ったんですが、不健康ですかね？

「ええ。脂が浮いちゃってるんですよぉ。この白い部分が脂。脂がすごい出てるって感じ。全然、よくないです」

——やっぱり、脂がハゲの主要原因ということですか？

「そうです。これだけ脂がありますからぁ、皮脂が毛穴の中に詰まっててぇ、髪が抜けてしまうんですよぉ」

◆私より汚い頭皮？

完全に気分を害している私は、ここでいつもなら出ない暴挙に出た。

——すみませんが……ちょっとあなたの頭皮見せていただけませんか？

「……私のですかぁ？」

山田カウンセラーは、あからさまに嫌そうな顔をした。もう、眉間にばっちりシワがよってしまっている。素が出た感じだ。

——あの、普通の頭皮って直接見たことがないんですよね。きれいな写真だけ見せられて、私の頭には脂が詰まっていると言われても、ちょっと信じられない部分があって。すみませんが、お願いできますか？

「あー、はいはいはい。（溜め息）……でもぉ、女性と男性はホルモンも違うし……」

——でも、脂で抜けやすくなるっていうなら、男女共通ですよね。

「（だるそうに）あー、はいはい……」

それから山田さんは、欧米人がやるように、「オウ、ノウ」という感じで肩をすくめた。舌打ちまで出かねない様子だ。意を決して頼み込んだ私も、少し後悔するくらいのげんなりとしたムードが狭い室内に充満する。

山田さんは、しきりに溜め息をつきながら、だるそうにスコープを自分の頭に当てた。待望の「女性の頭皮」が画面に映し出される一瞬である。

映し出された映像は……まことに言いにくいのだが、いや、はっきり言わせてもらおう。山田さんの頭皮は、私の頭皮よりもずいぶんと汚かった。皮脂膜はグロスを塗り込んだように分厚い層をなしていて、ギラギラと輝いている。ほとんどの毛穴にはプツプツと白い皮脂が卵のように詰まっている。あまりにグロい。

——あの、これも、脂、出すぎということになりますか……？

「(自分の頭皮を凝視して)これ、汚い……」

ついうっかりとそう言ってしまい、山田カウンセラーはすかさずスコープを頭からはずそうとしたようだったが、一転して、頭皮をこまめに探り出す。

「でも、でも、たとえば、ここと か、頭皮、白いのわかりますか。ここはきれいでしょう」

——でも、毛穴開いてませんね。皮脂が詰まっているし。

「でも、シャンプーのあとはもっときれいなんですよぉ」

それは誰だって当たり前だ。それなら、私の頭もシャンプー直後に見て判断してくれればいい。

私は礼を言ってやめてもらった。

◆脱毛原因はホルモンなのか脂なのか？

彼女はショックを隠せない様子だったが、なんとか説明を続けた。

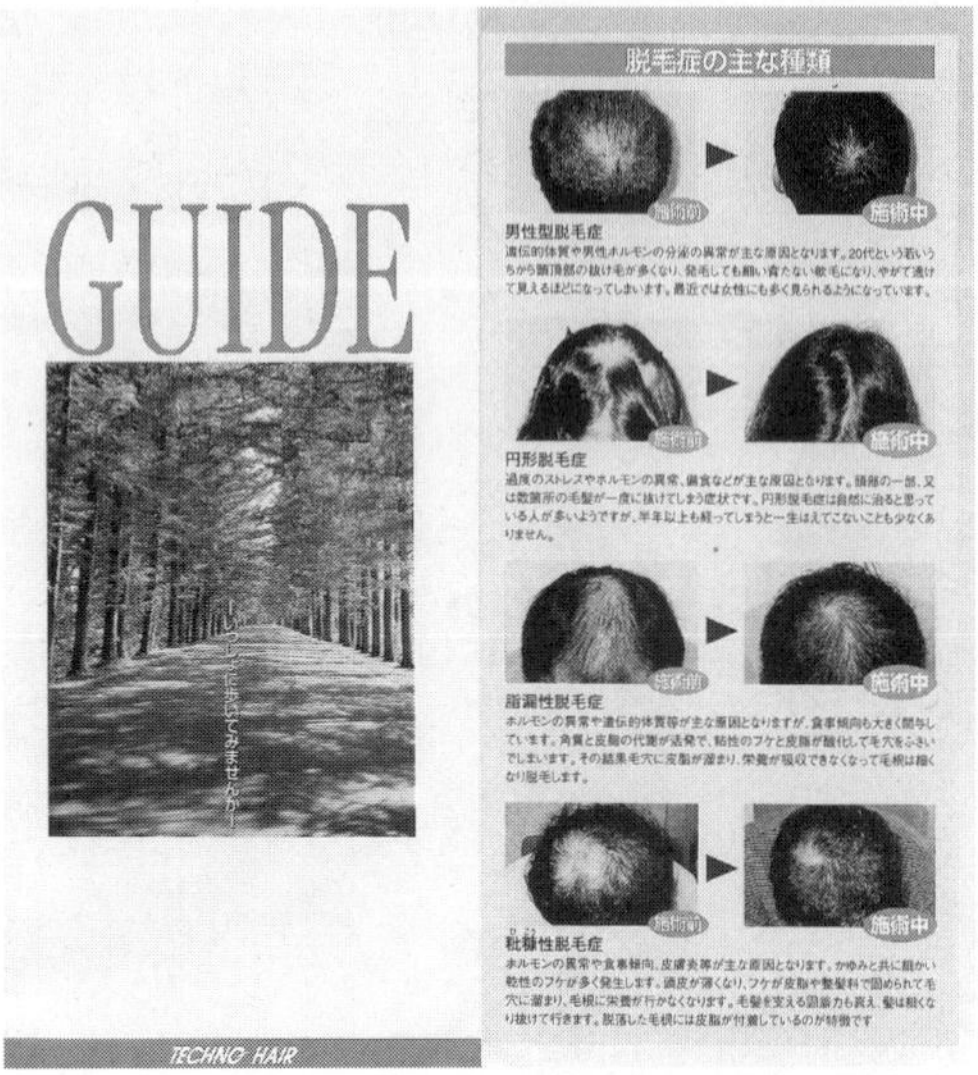

テクノヘアのパンフレット。劇的な回復例を紹介

「……でもぉですね、たとえば、同じくらい脂が出ていても、女性と男性どちらがハゲないかといえば、女性なんですよ。ホルモンが違いますから」

——だったら、ホルモンが悪いわけで、脂自体はあんまり関係ないということになりませんか？　あれだけ脂があったって、あなたはいっぱい髪があるし、将来も男性みたいにハゲたりはしませんよね。じつは、あれで健康だってことはないですか？

「でもぉ、皮脂は酸化して、酸化皮脂になるのでぇ、やっぱり取らなければいけないんです！　表面に脂が溜まっているということは、中にも脂が溜まっているということです。表面に酸化した皮脂がフタをしていてぇ、中にも酸化した皮脂が溜まっている状態です！」

だから、それはあなたも……と言いかけたものの、強烈な脱力感に襲われて、やめた。

「双田さんの場合、頭皮も硬かったですから、血行不良も起きています。あと、男性型脱毛に加えて、双田さんは脂も多いので脂漏《しろう》性脱毛症もいっしょになっている、だから抜けるんですよぉ」

――え？　私は……脂漏性脱毛症なんですか？

ショックだ。私は病気なのか？

「そうですよぉ。男性型脱毛と脂漏性脱毛症はいっしょに起きるんです」

と、私よりも脂の多い山田カウンセラーは、その説明を始めた。5αリダクターゼがテストステロンを活性化するという、例の話だ。

「この活性化されたテストステロンは、まず皮脂腺を攻撃します。だから、皮脂腺が大きくなってしまうんですね。そうするとたくさん脂が出て、髪の毛が抜けてしまうんです」

――たとえば、思春期のニキビも、テストステロンと5αリダクターゼが結合して皮脂腺を活発にするから起きやすくなるらしいんですが、思春期で髪は全然抜けないですよね。頭皮だって脂はたくさん出てるわけですが、どうして思春期に髪は大丈夫なんですか？

「それは……あれですね。ホルモンて、増えていくものなんですね、歳を取るごとに。だから、男性ホルモンが増えて、5αリダクターゼとの結びつきが増えてくることでどんどん攻撃して、抜け毛が増えてしまうんです」

――歳とともにホルモンが増えていく説って、あるんですか？　ホルモン量のピークって、20代前半らしくて、それからは徐々に低下していくようなんですが。男性だって、しまいに更年期障害とか起きますよね。

「(しばらく考えて)それはですね。年齢を重ねていくと、細胞自体に悪い活性酸素とかが溜まって、弱く老化していきますよね。いまは、若年性更年期障害ってありますし、悪い影響を受けやすくなってくる。えー、免疫自体も弱くなるのでぇ、こういう影響を受けてしまうんですよぉ」

うーん、なにを言っているのか全然わからない。

これ以上突っ込んでも、どんどんタチの悪い客と化していくばかりのようなので、ともかく実際の施術をしてもらうことにした。

◆マッサージチェアはいいけれど……

施術の流れについて簡単な説明を受けてから、個室に移動。ほかのサロンと同様、備え付けの流しがある狭い部屋だ。

まず、クレイ(粘土)シャンプーでの洗髪からスタート。汚れを吸着する粘土が入っているシャンプーだという。髪を扱う手際がかなりよい。聞くと、山田さんはもと美容師であるという。このあと、頭皮と皮脂腺の炎症を抑えるという生薬配合のトニックを頭に塗り、スチームで毛穴を開く。

――私の頭は炎症を起こしているんですか？

「皮脂腺が肥大するということは、つまり、炎症を起こしているということですのでぇ」

――すると、炎症を起こしている頭皮と皮脂腺に熱を加えていいんでしょうか？

「うーん、そんなに熱くないのでぇ。それに、育毛剤とかで炎症を抑えますよぉ」

言うに言われぬ不安をかかえたまま施術を受け続けるが、一点、悪くない仕掛けがあった。イスがマッサージチェアになっており、スチーム中は延々とマッサージしてくれるのだ。髪にはどうでもよいものの、かなり気持ちがいい。こちらをローンで購入したいくらいだ。

　このあと、ハーブスカルプシャンプーで再度洗髪が行われる。こちらは、セージ、カミツレなど11種類の植物エキスが入っているという。でも、すぐに洗い流されてしまうのでもったいない。ほかのサロンの施術でも疑問だったが、育毛剤ならまだしも、シャンプーに大量に植物などのエキスが入っていて、なんの意味があるのだろうか？

　続いて育毛剤の塗布。この育毛剤は、特徴的な2つの成分を配合しているという。調べてみると、確かに市販の育毛剤にはなかなか見られない成分であった。

　まずはモノニトログアヤコール。これは、毛根部のエネルギー代謝酵素（ＡＴＰ）の働きを強める作用があるといわれている物質だ。ペンタデカン酸グリセリド（ライオンの育毛剤「薬用毛髪力イノベート」などに配合）と似たような働きがある。

　つぎにクロラミンT。強い酸化作用があり、５αリダクターゼとテストステロンの結合を阻止する働きがあるという。ただし、この成分は、かつて上水道の消毒などにも使われた塩素剤だ。刺激が強く、もちろん指定成分で、配合量も定められている。人によっては、かぶれるおそれも強い。

　ほかにも血行促進物質がいくつか含まれており、１本2万１０００円。かなり高価な代物となっている。

◆あの、不整脈の気《け》があるんですが……

育毛剤を塗布した頭皮に、櫛《くし》状の低周波器で電流を流す。その際、右手にマイナスの電極を握らされる。ビリビリと手に刺激がある。私の体が通電しているのだ。

「普通、肌には異物が入ってこないようにバリアゾーン（角質などからなる表皮組織）というものがあってぇ、水分が浸透しません。だから、低周波を使って一時的に、そのバリアゾーンを広げるんですねぇ。育毛剤の成分に電圧をかけることによって、育毛剤を深部まで浸透させることができるんですよぉ」

典型的なイオン導入法の説明だが、もっと詳しくその働きを述べると以下のようになる。

水溶性の物質は、水に溶かすとプラスかマイナスかどちらかの電荷を帯びる。これらの水溶液を塗った肌にマイナスの電極を当てると、マイナスの電荷を帯びている水溶液中の物質は電気的に反発し、角質の奥にまで浸透する。

このイオン導入法は、美容外科や一部の皮膚科においても、おもにビタミンC誘導体などの抗酸化物質を皮膚に浸透させるために使われている。根気よく繰り返すと、ビタミンCのメラニン抑制作用でいくらかシミが薄くなったり、抗炎作用でニキビやニキビ跡が改善することもあるようだ。

いちおう、体に電気を通すことの安全性について聞いてみた。

「心臓の弱い方はお断りしているんです」

不整脈をはじめ、軽度であってもなんらかの心臓病が疑われる人や高血圧の人、あるいは過度に肥満している人なども、避けておくべきだという。私は軽い不整脈の気がある。父方、母方双方に、心臓病の気がある人がいるのだ。

その旨を伝えようか迷っているうちに、施術は終わってしまった。私にとっては、あまり強い出力ではちょいと危険かもしれない。

◆酸化、酸化、酸化尽くし

そして、高周波施術。今度はなにも握らない。頭皮に電極部分を当てるだけだ。小さく蚊の飛ぶような音がし、独特のオゾン臭が立ちのぼる。

「この高周波で、結合してしまったデヒドロテストステロンを、もとの2つの物質、5αリダクターゼとテストステロンに分解します。もちろん、結合を防いだりもします。高周波はオゾンを発生していますので、そのオゾンの効果なんです。あと、オゾンにはほかにも、殺菌消臭効果がありますので、あわせて頭皮をキレイにするんですよぉ」

――でも、こうやって頭皮表面で発生したオゾンが毛根に届くんですかねえ。

「え……。でも、さっきのスチームにもオゾンは入っているのでぇ。あの、あたし、この匂い大好きなんですよぉ。お布団干したときの匂いみたいじゃないですかぁ?」

だが、じつはオゾンとは、そんな日向《ひなた》のお布団のような牧歌的気体ではない。強力な酸化物質で、濃度によっては粘膜や呼吸器系に障害をもたらすものなのだ。超高度では紫外線を吸収してくれる、生物にとって必要不可欠なものであるオゾンだが、地表近くでは単なる大気汚染物質でしかない。春先には安全に生活するための環境基準値に肉薄するほど濃度が上がり、大きな環境問題になっているほどだ。

大丈夫だろうか山田さん、あなた胸いっぱいに吸い込みまくっているけれど……。テクノヘアに労働組合はあるのかなどと、よけいなことを心配してしまう。

さらに、バイオプトロンという機材を使った太陽光施術が行われた。アートネイチャーで足に当てられたものと同じだ。ただし、今回は頭皮に照射となる。この施術の際、頭皮に高濃度酸素水(オキシスプレー)というものを吹きかけられた。

「酸素が通常よりいっぱい入っている水なんですけどぉ、バイオプトロンの効果を高めるんですよ」

オゾンに続いて高濃度酸素。酸化しすぎて皮膚が老化しないだろうかと懸念してしまう。

これで施術は終わった。ひとり部屋に残され、髪をセットする。鏡の横には、マイナスイオングッズのポスターがベタベタと貼られている。私も一時期、ハマったものだが……育毛にも効果があるのだろうか?

部屋に戻り、まず山田カウンセラーに言われたことは、サロン体験中に85本もの髪が抜けたということだった。

「シャンプーでは、1日の抜け毛の3分の1が抜けるんですすねぇ、だからぁ……」

——私は毎日255本抜けているということですか?

「そうですねぇ。ウチでは、１日に抜けるのは50本から70本って言われてますから、それだけ抜けるとぉ……」

――もう光速でハゲていくってことですかね？　あさってサムライみたいな。

「そうですねぇ。この双田さんのペースだと、月に……」

――（紙に計算する）私は、毎月７６５０本抜けてることになりますよね。（日本人の毛髪は10万本だから）あと１年で、私はあらかたつるっぱげだと？

「そうですねぇ。でも、新しい毛も生えてくるので、そこまではなりませんが、一刻も早くなんとかしないといけないですよねぇ」

畜生。俺より汚い頭皮のくせに、なんたる言い草だ！　来年、俺がまたここへ来て毛量にさして変化がなかったら、どうしてくれる。あんたがその間に買ったブランド品全部よこせ、質に入れてやるから。

と言ってしまっては取材が即終了になるので、我慢して情けなく相づちを打つ。こいつはなんてヘビーな仕事なんだ……。

◆界面活性剤が入っていないってホント？

ふたたび、スコープでの頭皮チェックだ。

「頭皮がキレイになってますよねぇ？」

山田さんはうれしそうに同意を求めてくる。

——でも、これ数時間で脂また出てきますよね。

「ですからぁ、毎日しっかりシャンプーして。あと、強いシャンプーとかだと、ダメなんで。界面活性剤っていうものが入っているシャンプーはダメなんですよぉ」

——ええと……。あの、界面活性剤って、汚れを落とす成分ですよね。あのシャンプーには、界面活性剤が入ってなかったんですか？

「界面活性剤じゃなくて、すごい優しい成分になるんですよぉ」

——どんな優しい成分なんでしょうか？

「えぇー、ちょっと、専門家ではないのでわからないのでぇ、あとで開発のほうに聞いてみないといけないですねぇ」

汚れを落とす天然成分で、界面活性剤が入っていないものとは……？　ふのり・海藻などのコロイド状物質か、あるいは多孔質粘土とかしか考えられない。確かに、体験サロンで使った2つのシャンプーのうち、一つはクレイ(粘土)シャンプーだった。とはいえ、あれも普通のシャンプーのように泡立っていたぞ……？

謎に満ちたこのテクノヘアのシャンプーの、実際の主要洗浄剤を見てみよう。
①コカミドプロピルベタイン
②オレフィンスルホン酸ナトリウム
どちらも完璧な界面活性剤、しかも合成界面活性剤である。ベタイン系はまだいいとして、問題

は②だ。これはＡＯＳと呼ばれる石油原料の合成界面活性剤である。刺激性はかなり強い。育毛サロンなら、もっとマシなものを使えないのだろうか？

◆メイン商品は１３０万円！

ここで、やっと金額の話に入った。基本的な商品内容はつぎのとおりだ。

まず、施術代金。そして、シャンプー・育毛剤からなるホームケアセット。さらに、総合栄養サプリメント（１万円）と抗酸化食品（６５００円）。最後に、一台で低周波と高周波の機能を備えたＴＨ（20万円）という機械。以上からなるテクノヘアの各コースの料金体系は表３のとおり。メインは１年間１００時間コースだ。

――みなさん、どのコースから始めるんですか？

「やっぱり、お得なので、１００時間からやられる方が多いですねぇ」

――この１００時間の1年間コース終えたら、そのあと、もう来なくてよくなるんですか？

「（自信たっぷりに）はい。1年で脱毛サイクルを元に戻しますのでぇ。それからはそれを維持していけばいいので、大丈夫です」

オプション製品がほかにもあるというので、その説明も求めた（表4参照）。

表３　テクノヘアのコースと料金

コース	期間	内容	金額
100時間コース	1年	2時間×50回	127万9105円
50時間コース	1年	1時間×50回	97万1775円
25時間コース	6カ月	1時間×25回	62万円
15時間コース	3カ月	1時間×15回	41万円

表4　テクノヘアのオプション製品と料金

製　　品	金　額
太陽灯バイオプトロン	9万9000円
空気圧マッサージ機テクノバイオウェーブ	10万円
マイナスイオン育毛キャップ	2万円
マイナスイオン枕	4万円
マイナスイオンマット	5万円
マイナスイオンロザリオネックレス	2万6000円
マイナスイオンブレスレット	3万2000円
マイナスイオンアンクレット	3万2000円

――あのう、これ……全部、身につけるんですか。

「うちで、独自に開発しているマイナスイオン商品なんですよ。ウチはマイナスイオンにすごい力入れているんです。空気を浄化して、血流をよくするのでぇ、肩こりとかなくなったりするんですよぉ」

――それで、髪が生える、と。

「そうですね。まず、やっぱり体を健康にしていかないといけないのでぇ」

◆驚異のマイナスイオン計測器の正体は？

山田さんはいったん席を立ち、マイナスイオンを計測する機器と、なにやら商品であるらしいブレスレットを持ち出してきた。アジアン雑貨屋で売っているような丸い石が数珠つなぎになったものだ。茶色の縦筋がいくつも入っている石、鈍く黒光りする鉱石などで構成されている。機械に近づけると、機械のカウンターには「910」という数字があらわれた。

「これ、このトルマリンがマイナスイオンを発しているんですよぉ」

――ああ、トルマリン、一時期流行《はや》りましたね。その黒っぽいほうですね？

「いえ、この茶色いのですよぉ」

──あれ、その筋が入っている石は、トルマリンではなくて、明らかに虎目石だと思いますよ。それに効果があるかなあ。強いていえば、金運アップくらいかな。黒っぽいほうは……ブラックトルマリン？　ちょっと渋い色合いだから、あるいはヘマタイト（酸化鉄）かセラミックかな？

水を得た魚のようにくっちゃべっている私だが、すみません、鉱物マニアなんです。

山田さんはよくわからない、といった顔で首を傾げ、

「あの、中に成分を配合しているんでぇ、製造法とか企業秘密なんでぇ……あれなんですけど」

私の興味はすでに機器のほうに移っている。形状は、まるでむかしのでかい電卓みたいだ。手持ちの硬貨や鍵などを近づけてみるが、数字は10～20程度にしかならなかった。

山田さんは、ブレスレットを再度近づけ、誇らしげに四桁近い値をはじき出す。

──（本気で驚く）うおおおお！　なんかドラゴンボールに出てくるカウンターっぽいスねえ！　これ、数字が高ければ高いほど健康にいいんですか？

「そうですよぉ。私も肩こりとかすごい取れてぇ」

山田さんは満面の笑みで答える。健康にいいかどうかはともかく、なにかを示す数字が出ているのは確かだ。これは……大きな謎だ。

──こういうマイナスイオン商品、みんな買うんですか？

「その人の状態に合わせてお勧めするので。全部持っている人もいますよぉ」

──全部！　大丈夫ですか、その人！　それで、ちゃんと効果は出てるんですか？

「ええ、ちゃんとみなさん生えていますよ」

山田さんは、実績写真集を持ってきた。しかし、そのファイルにはあまりにも極端な例ばかりが陳列されている。なんだか、円形脱毛っぽい、自然に治るタイプのものが多いような気がする。

――こういうのばかりでなくて、全体的なデータはありますか？　統計的に客全体の状況を把握できるような。

「でもぉ、人によって生活環境も違いますし、どれだけ頑張ったかも違いますので」

――それを言ったら、ここの施術がどれほど効果があるかもわからないですよね。全来店者の回復傾向を追った客観的なデータはないんでしょうか？

山田さんは他店舗の実績写真集を持ってきたが、これにも数例の劇的な回復例が載っているだけだった。私は礼を言って、それを下げてもらった。

こうして、テクノヘア潜入取材は終了。出口まで見送りに来た山田カウンセラーの顔は、私のそれと同様、かなり疲れていた。

しかし、さらに解せないのはあのマイナスイオン測定器とかいう機器だ。調べてみると、「鉱石・セラミックが発するマイナスイオンを測定する機器」というものが確かにあることがわかった（ちなみに東急ハンズに売っていた）。これらの機器の説明を読むと、こう書いてある。

「石などによるマイナスイオンは微量放射線が空気中の水分と反応して作られるものです」

すると、あの機器は放射線を測定する装置、つまりガイガーカウンターということになる。別にマイナスイオンを直接測っていたわけではない（そもそも、マイナスイオンというもの自体に、はっきりとした定義がない。さらには、健康増進効果があるという明確なデータもないことを付け加えておきたい)。

こうして放射線という単語が出てしまう以上、マイナスイオン関連鉱物の安全面に懐疑的な論を発見することはむずかしくはない。たとえば、日本生活協同組合連合会は、マイナスイオン製品の取り扱いに関して、以下のような態度を取っている。

「放射性鉱石を応用した『放射線型』の寝具などは、微量であっても被曝について慎重な見方があるために取り扱わない。さらに、宝石の一種でマイナスイオン効果をうたうトルマリン製品については『科学的根拠がない』として扱わない」(『朝日新聞』02年8月24日)

育毛サロンは正規の医学には頼れないだけに、ついつい真偽が明らかでない分野にまで手を伸ばす傾向があるようだ。やれることならなんでも取り入れたい。その気持ちはよくわかる。とはいえ、こういう未知のものは、欲張らないで、まじない程度に扱うのが一番ではないか。仮に放射線による健康増進効果(低線量効果という)を期待するとしても、ときおり温泉にでも行くのがベストといえる。リラックスできて、うまいものも食えるのだから。

プロピア●大気のパワーで皮脂吸引　発動せよ g・d・s

さて、新進気鋭のプロピアが、今回の潜入相手だ。

96年から営業を開始したプロピアは日本毛髪業協会所属の育毛・カツラ業者であり、短期間で全国に23店舗をもつまで急成長した業界屈指の有望株である。テレビ東京系深夜枠に『給与明細』というテレビ番組をもつなど、一貫してイメージ戦略に力を注いでいることでも有名だ。なかでも記憶に新しいのは、ヘア・コンタクトのCM。これは、美少女が腕にくっついた長い髪を引っ張るというなんともフェティッシュかつグロテスク、ついでにコケティッシュなもので、この衝撃的映像が同社の爆発的成長の導火線となったことは疑いない。

◆市原さん登場！

潜入先は新宿店。地下が男性フロアになっている。内装は幾何学的でモダンなイメージ。かなり高級感あふれるつくりである。

受付に名を告げて待合室のイスで雑誌を読んでいると、白衣を着た中年の女性が呼びに来た。彼女がカウンセラーだ。くりくりした目のおばちゃん……どこか犬っぽい感じの……市原悦子にかなり似ている。

カウンセリング室へ入り、プロピアの育毛概要の説明が始まる。基本的に脱毛の予防、どんどん生えたりはしない、ほかのサロンとほぼ同じことをするなどと、控えめな説明が続く。ただ一点、プロピア独自の施術が存在し、これが「育毛分野でかなりの評価をいただいている」という。

「g・d・s、ヘアグロウデバイスシステムというものです。これは医療の世界でも、ガン患者の毛髪治療に使われているものなんです」

――ガン患者の治療……？　そういうのって、男性型脱毛でハゲている人にも効き目があるんですか？

「うーん。男性型となると……リーブさんなんかは、医療的にやってます。病院を兼ね備えて。薬を飲ませたりとかするんです。ミノキシジルとかご存知ですか？　その錠剤とかを飲ませるんですね。副作用が当然、ありますけれども」

また、リーブの黒い噂が出てしまったが、これは業界では公然の事実なのだろうか？

「ウチは（情報を）全部出してます。なにも隠す必要ありませんから。金額もクリアーにしています。ただし、ウチの施術は最低でも1年からになるんですが」

――これ、みんな1年でよくなって、終わるもんですか？

「いえ、続けられる方が多いですよ。やはり不安だからって」

この答えは、以前のサロンのいずれとも違う。1年で元に戻るので、継続する必要はないというニュアンスのことを言われ続けていたが、プロピアのほうが説得力がある。

そこで、「効果を確認できるデータはありますか」と尋ねてみた。これさえあれば文句なしなのだが。答えはノー。個人差があるので統計は無理だという。

どこか納得できない。仮に、効果が100人に一人でも、個人差といえばそれまでである。値段も値段だし、個人差を超えた一定の割合になんらかの効果があるというデータはやはり必要だ。もちろん、怪しげな自社資料では困るけれども……。

◆抜け毛の原因はホントに脂？

ここでg・d・sの説明ビデオを拝見することに。

「大気の原理を利用するヘアグロウデバイスシステム……」と壮大なスケールでビデオはスタート。かなり長い解説だったが、つまるところヘルメット内部でマッサージ、スチーム、減圧しての皮脂抜き、加圧しての育毛剤噴霧を行うことのできる機械である。最後に、この機械の自宅用ミニチュア版機器の宣伝が続く。このしゃれたデザインのボックス型機械（通称シェルタ）は、サロン用の機械とほぼ同等の性能をもつにもかかわらず、一カ月1万5000円でレンタルできるらしい。

「プロピアはg・d・sの開発により、気長な育毛から確実な育毛へと進化しました」

「効果を測定できないものを育毛とは言わない！」

マッチョなアナウンスでこのビデオは幕を閉じ、入れ替わりにちょこまかと市原カウンセラーがやってきた。

効果を測定できないものは育毛とは言わないって、客のデータの統計も取らずにどうやって測定したんですか？　と突っ込みたいのだが、相手のおどおどした小型犬顔を見ていると、どうも強く出られない。このタイプ、けっこう強敵だ……。

さて、体験前に頭皮の写真を撮る。市原カウンセラーは、ヘアスコープでキャプチャーした写真をもとに、つぎのように私の頭皮を総論した。

「いまのこの状態だと、毛穴が開いてないんですよ。毛穴がキレイに開いていて、空気が入る状態じゃないと、いけないいんですよね」

空気中の雑菌が入らないように、毛を包むサヤは皮脂で満たされているんじゃないですか、と突っ込みたいのだが、もやっとした犬顔にまた意欲を削がれる。これでは、まずい。気を取り直して疑問をぶつけていかねば。

結局、プロピアもほかのサロンと同じく脱毛の第一原因として皮脂をあげていた。ホームページを見ても、「頭髪でお悩みの70％は抜毛による薄毛。その原因は、毛穴が脂肪でつまってしまう脂漏性脱毛症です」と記載されているくらいだ。とはいえ、抜け毛の原因が脂であると、ここまで断言してよいものだろうか。しかも、脂漏性脱毛症などという病名を出すならば、まず医者に行くよう勧めるべきだ。育毛サロンでは、治療に該当する行為はできないのだから。

――この毛穴の詰まりが脱毛の原因だとして、市販のシャンプーでは取れないいんですか？

「絶対、取れないです」

――それじゃ、どうですか、台所洗剤とかだと取れますか？

「(笑って)そんなもので洗ったら、汚れは取れても、頭皮がダメになりますよね」

――きっとそういう脂だの皮脂のフタだのだったら、小・中学生でも溜まってますよね。女性だって当然、溜まりますよね。

「それは……まあ、みんな溜まっていますけれども……」

――それに、後頭部とか側頭部にも皮脂は溜まりますよね。ハゲる人でも、どうしてそこはハゲないんですか?

「根本的な原因というのは、まだわからないのでなんとも言えません……。カラーとかパーマとかも悪いですし……」

徐々に市原さんの受け答えが揺らいできた。目が潤んで、ぶたれまくったマルチーズみたいな悲惨な顔つきになっている。

なんだか、動物虐待しているみたいな気になってきたぞ。それも、年老いた室内犬をへんてこな棒でつついているような気分だ。なんてこった。私は、「すみません、わかりました」と自ら話を打ち切って、サロン体験を不自然なほど熱烈に要望してしまった。やりにくい、やりにくすぎるぞ、プロピア。これも戦略なのか?

◆「アトピーでも使えるシャンプー」ってホント?

別室に案内され、いよいよ体験コースの施術がスタート。

まずはホホバオイルでクレンジング。油をていねいに地肌に塗り込んだあと、スチーマーをかぶらされる。このスチームの蒸気には、πウォーターという水が使用されているそうだ。説明を求めたが、「命の水と言われています」と言うだけで、意味不明であった。続いて、シャンプー。

「リンスがいらない弱酸性のアミノ酸系シャンプーで、アトピーの方にも使っていただいてます」

ここで、このアミノ酸系シャンプーなるものについて説明しておきたい。

低刺激で洗浄力がマイルドな洗剤として、以前から弱酸性洗浄剤が存在していたが、これは元来肌用であった。花王のビオレシリーズがその先駆である。このシリーズに含まれているＭＡＰ（モノアルキルリン酸エステルナトリウム）や、ほかにスルホコハク酸系と呼ばれる界面活性剤などが、現在も洗顔剤やボディシャンプーによく使われている。

アミノ酸系洗浄剤も、この弱酸性洗浄剤のひとつだ。もちろん洗顔剤などの成分としても用いられるが、リンス効果などをもつためシャンプーにも多く使用されるにいたった。ココイルグルタミン酸ナトリウムなどグルタミンを含むものが代表格。ほかに、ラウロイルメチルアラニンナトリウムなどのアラニン主体のもの、ラウロイルメチルタウリンなどのタウリンを扱ったものなど数多く存在する。

ちなみに、ベタイン系と呼ばれる洗浄剤も低刺激であり、アミノ酸系と合わせてシャンプーにはよく用いられる。ラウラミドプロピルベタイン、コカミドプロピルベタインなどが有名だ。

では、プロピアのシャンプーの実際の主要洗浄成分とは？　後日、電話で取得した情報をもとに、配合順に記載してみよう。

①ココイルグルタミン酸ＴＥＡ
②パレス３硫酸ナトリウム
③ラウリルベタイン
①は、グルタミン酸を使用したアミノ酸系洗浄剤の代表格だ。③も、低刺激のベタイン系洗浄剤。「リンスがいらない」というのは、これらの成分のもっているコーティング作用による。問題は②のパレス３硫酸ナトリウムである。指定成分ではないが、洗浄力、刺激力ともに強い洗浄剤である。性質としては、市販シャンプーの御用達成分ラウレス硫酸ナトリウムにかなり近い。これで洗浄力を高めてバランスを取っているのだろうが、アトピーでも使えるというまでには、もう少し改善の余地があるだろう。

◆g・d・s登場！

シャンプーでの洗髪が終わると、ついにg・d・sの登場だ。見上げるほどごっつい鉄の機械が私の背後に備え付けられる。けっこう怖い。まるで、突然テキサスの死刑囚にされた気分だ。

「これをかぶっていただきます」と市原さんは低い声で囁《ささや》き、その機械にくっついているヘルメットを私の頭にごりごりとかぶせる。

——(ビビリながら)うわ、これ、かなりきっついですね……。

頭頂部分を中心にかぶせられたヘルメットは、シリコンゴムで固く頭を締めあげてくる。

「真空状態にしますから、きつく締めるんですよ」

――髪、すっぽ抜けたりしませんよね。

「それはありません」と市原さんは笑いながらスイッチを入れた。グオン、グオンと機械が動き出す。減圧・加圧されている感覚はなきにしもあらずだが、それもごく軽い感触でしかない。

――これで吸い取ってるんですか？

「ええ。いま吸引しています。そんなに強い機械ではないので。強いと逆に頭皮に悪いですから」

後半の過程に入る。加圧とともに冷却感。

「霧状の育毛剤を充満させてます」

5分程度で施術は終了。この程度の刺激で、市原さんが言うように毛穴が奥まで掃除されているなら、悪くはない。

このあと、ローラー状器具を使用した頭皮のツボ押しマッサージと、g・d・sでは行き届かなかった側頭部や後頭部に同様の育毛剤を塗布される。こうしてこの体験コースは終了した。

◈私の髪は栄養失調？

またカウンセリングルームへ舞い戻る。市原さんは、シャンプー時に抜けた私の毛の毛根写真を持ってきた。毛根チェックがスタートだ。

「普通の毛根は、毛の太さの1・5倍から2倍が正常なんですよ」

——あれ、3倍じゃないんですか？　アデランスでは3倍あるって言われたんですけど。

「そんなにはないですよ。けれども、双田さんの毛根は2倍ないかというくらい。細い毛も多いですし。髪の栄養失調かな、という感じがします」

——この毛根は、男性型脱毛じゃないんですか？

「私はそうは思わないですね。健康だと思いますよ。ただ、ちょっと栄養が足りないかな、っていうことだと思います。でも、男性型脱毛を抑えることも必要ですね」

市原さんは、プロピアの育毛剤の説明を始める。

「さっきg・d・sで使った育毛剤はプログノ６６６グロウエッセンスというんですけど、男性ホルモンを強める５αリダクターゼという酵素を抑制する成分が入っているんですね」

どうやらアートネイチャーと同じく、生薬主体の５αリダクターゼ阻害成分が含まれた育毛剤のようだ。

続いて、市原さんはパンフレットをめくり、プラン表を開いた。いよいよ金額説明だ。

「双田さんに最低限必要なのは、このプログノ６６６という育毛剤と、さっき使ったプログノ１２６というシャンプーになります」

育毛剤のプログノ６６６は、1本あたり1万２８００円。12本セットで15万３６００円。シャンプーのプログノ１２６は、1本２７３０円。12本で3万２７６０円だ。これを施術と組み合わせて、1年コースの総額を計算する。

月1回では総額37万５３６０円。月2回では、51万３９６０円。月3回では、60万３６０円。毎週では、62万9880円。

シャンプー、育毛剤がついて、さらに毎週通って年間62万円というのは、なかなかお値打ちではないだろうか。

◈鉄壁のガードを崩せ！

——あ、そういえば。このプログノ666っていう育毛剤ですが、具体的にどういう成分なんですか？　つまり、抗男性ホルモン剤ですよね。

「えー、具体的な成分は、お客様にはお教えできない社外秘になってまして……。三恵製薬という会社を通さないと教えられないんです」

——でも、製品には成分が表記されていますよ。もし、いままで使ったことのある育毛剤の成分と同じだったら、あんまり意味がないですし。

「……ですが、上の者に、社外秘なのでそれは言わないようにって言われておりまして。私もここで働いているものですから」

押しても引いても動かない。ここまで拒否されたのは初めてである。

——サロン選びで育毛剤のことを把握するのは、なにより大切だと思うんです。それに、先ほどこの育毛剤を使われているんですよ。いちおうは説明してもらいたいんですが。

「契約していただけたら、お教えできるんですが。そう上の者に言われているもので……」

小型犬とはいえ、番犬。市原さんは「上の者が、上の者が」と末端構成員風の繰り言を延々と繰り返すばかりだ。

育毛剤の成分がわからないのでは、取材は不充分だ。私は粘りに粘って聞き出そうとしたが、もはや市原さんは、帰ってくれムードを全身の毛穴や皮脂腺から醸し出しはじめている。それでも粘ってお願いすると、市原さんは「店長に聞いてきます」と折れてくれた。

だが、それきりなかなか帰ってこない。私は、手持ち無沙汰に、机の上のファイルのひとつを開いてみた。いきなり、見覚えのあるものを発見。アデランスのコース内容を記した契約書が挟んであったのだ。ほかにも、よそのサロンのものらしき金額表が。

えっ、なんで、ここにこんなものが？

市原さんが戻って来る。「やはりダメでした」と言いながら、私の見ているファイルを、やんわりと奪い取る。

「それでは、今日はこれで。疑問があるのに施術を受けていただくわけにはいかないので、また日を改めて……」

市原さんはドアを開けて、私が出るのをじっと待っている始末だ。店長が「追い出せ」とでも言ったのだろうか。もしかして、私を他社のスパイかなにかと思っているのかもしれない。

あなたたちが、他社の動向に異様に敏感だからって、そんなに疑心暗鬼にならなくてもいいではないか……。

こうしてなかば強制的に店を追い出されてしまった私だが、これで引き下がるわけにはいかない。

取材は完遂しなくてはならないのだ！

プロピアの各支店に問い合わせた結果、やっと育毛剤の成分が判明した。主要成分は、レゾルシン、タカナール、冬虫夏草《とうちゅうかそう》（昆虫に寄生するキノコ。各種薬効がある）エキスといったところだ。

市原さんが言っていた5αリダクターゼ抑制作用は、冬虫夏草から採取されるエキスの効果ということらしい。タカナールは、感光素301号という細胞活性化物質だ。数々の市販育毛剤に配合されている。

問題はレゾルシンだ。これは、タンパク質溶解作用をもち、角質を強制的に溶かすので、フケ止め薬としてよく知られている。g・d・sの性能が宣伝どおりなら、こういうフケ止め成分が頭皮でなく、毛根まで直撃することになる。その場合、毛根のタンパク質まで破壊されないか心配である。

さらに、自宅用の簡易版g・d・sシェルタ。ホームページをはじめさまざまな媒体で、月々1万5000円から借りられるとの触れ込みであったこの機械。実際は、初年度で87万円かかる代物であることが判明した。

電話で説明してくれた店員によると、まずシェルタクラブなる会の入会金が38万円、機械レンタル料が18万9000円、機械に付属するヘルメット代金が10万2900円、育毛剤カートリッジが15万円……ともろもろの費用がかかり、総額87万円。しかも、サロンに通っている人でないと、レンタルできないらしい。

紳士的かと思いきや、そうでもない。プロピア——不思議なサロンであった。

バイオテック●フレンドリーの裏側は？ 微粒子化育毛剤ナノβの謎

日本毛髪業協会所属のバイオテックは85年設立。20年の歴史をもつ名古屋発の大手育毛専門会社だ。現在、フランチャイズ店を含めた支社は全国に68店舗。格闘技団体K―1の協賛団体でもあり、またｔｖｋ（テレビ神奈川）をはじめとする地方テレビ局に『育毛最前線！』という自社番組をもつなど、知名度も高い。潜入場所は渋谷道玄坂をのぼりつめた京王井《い》の頭《がしら》線神泉《しんせん》駅近くの小さな雑居ビル。その一階にバイオテック渋谷店がある。

じつはこのバイオテック、個人的には好感度大の育毛サロンなのだ。というのも、ホームページに、メンズコースなるプランの金額が明確に記されていたからである。それによると、メンズコースは半年で総額50万円。けっして安くはないが、コース金額を世間に公表しているところなど、育毛サロンではここ以外存在しない。もちろん、カウンセリング、サロン体験のおためしも無料とのこと。さて、ここは最高のサロンになりうるのだろうか？

◆辺見さん登場！

受付に名を告げ、カウンセリングルームへ。壁には、「光を頭部に照射することで育毛促進を図」

るという赤外線LEDヘッドギア「バイオレザクス」のポスター。その隣には、「これが角栓様物質(かくせんよう)だ！」と鬼の首でも取ったかのように自信たっぷりな赤い文字が踊る頭皮拡大写真が貼られており、かなり目をひく。

店内はひどくうるさい。大声で客と従業員が話している。ちょっとほかのサロンには見られないムードだ。

そのうち、カウンセラーがやってきた。顔の造作がはっきりした、きつい茶髪の美人系女性。歳のほどはおそらく20代後半。強いていうなら、辺見えみり。……とまではほめすぎだが、すでに無理にあだ名をつけなければならない慣習ができあがっているので、辺見さんと個人的に呼ばせていただくことにする。

問診票をもとにした簡単な質問に答え、さっそく脱毛メカニズムの説明になった。

「脱毛の原因としては、皮脂というのが大きいんです」

と、辺見カウンセラーは私の顔をまじまじと見る。

「お顔から判断させてもらうと、双田さんはかなり脂っぽいですね。頭はもっとぎとぎとで、ひどいんじゃないかな」

可愛い顔して突然、ふところに入ってくる。いったい、どこのキャバクラ嬢だ。俺は徹夜明けなんだよ。少々カチンときたが、だまって、つぎの頭皮チェックを受けた。テレビ画面には、私の毛穴の根元の皮脂が拡大される。

「サイクルダウンしてる細い毛が多いですね。白い垢のようなものが、角栓様物質です。それで、

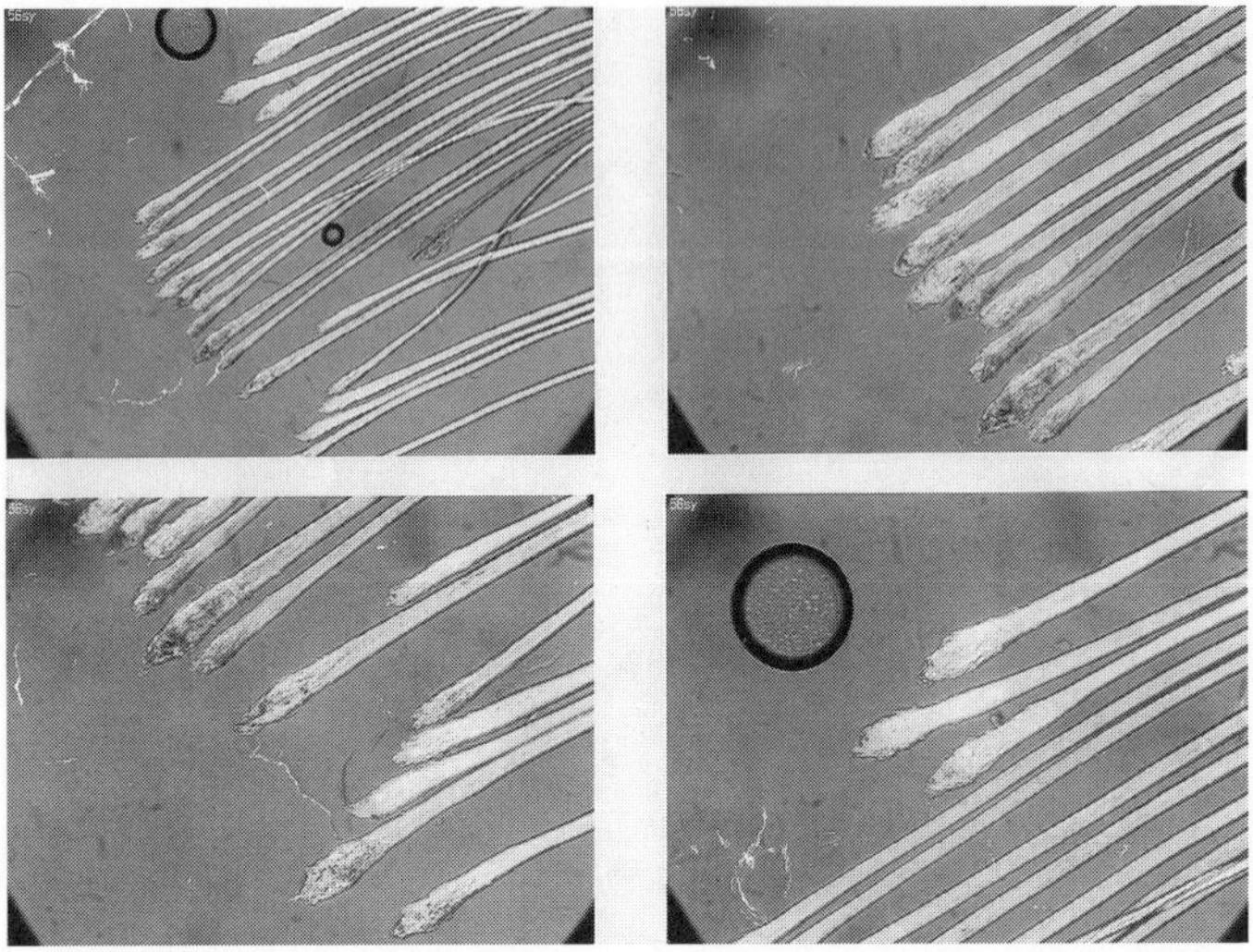

電子顕微鏡による私の毛根写真。なんだかサイケデリックで、いい感じだ

この全体的に広がっているゼリーっぽい脂が、酸化している脂です」

角栓様物質。つまるところ、おなじみの毛穴に詰まった皮脂。フタとかケラチンリングとか表現されていたものと同一だ。

――この皮脂が酸化しているかどうかって、見てわかるもんですか？

「皮脂って酸化しますよね」

しかし、皮脂が酸化するというのは、そもそも肌に存在する常在菌の効用だ。肌を弱酸性に保ち、有害な細菌をよせつけないために、人体がそうした菌との共生関係を許しているという面もあるのだが……。

私は、試しに後頭部も見せてもらいたいと頼んだ。辺見さんは気乗りしない様子だ。

「後頭部は、髪が残る部分なので」

それでも、比較したいからと無理強いして、見せてもらった。

——うーん、後頭部にも細い毛は普通にありますし、角栓様物質とかいうのもけっこうありますね。こっちの脂も酸化しているのですか？

「あのー、これ、ご自身気づかれたかどうか……たぶん気づかれなかったと思いますが」

辺見さんは少々気分を害したような口調になり、スコープを側頭部に移した。

「これ、頭皮赤っぽくて血管が浮いているんですよね。これは血行不良なんですよ。毛細血管が圧迫されているんです」

話をすり替えられてしまった感はあるが、テレビ画面には、確かに赤っぽい頭皮の画像が映し出されている。うっ血しているのだろうか？

◆バイオに完治はありえません！

辺見さんは、頭皮が硬い、ヘアケアが悪いと、矢継ぎ早にまくし立てる。防戦一方。完全にペースを握られてしまった。ちなみに彼女、口調から、本社のある名古屋の人のような気がする。さすがに商売うまいな……（すいません、偏見です）。

——皮脂が溜まるのが、やっぱり男性型脱毛の大きな原因なんですか？

「そうですね。男性ホルモンのせいで脂が出て男性型脱毛に陥るので、そのもとになるメカニズム的なものをストップさせていくんです、バイオでは」

なんか壮大な話になってきたが、どんなことをするのだろうか。

彼女はそのメカニズムらしきものを示す図を卓上に広げた。5αリダクターゼがデヒドロテストステロンをつくるという、例の解説だ。

「バイオでは特許を取った発毛剤というものを使って、テストステロンを5αリダクターゼと結合しないようにするんです」

この発毛剤(この呼び方には問題がある)が、バイオテックの目玉商品EXナノβだという。とはいえ、ほかのサロンと同じく、生薬由来の5αリダクターゼ阻害剤を使うくらいじゃないの、と思ってしまう。

「どんな有効成分を微粒子化したんですか」と聞くと、「開発部門の人間ではないから、よくわかりません」との答え。そんなことで商品を客に勧めていいものか疑問に思うが、とりあえず先に進む。いったいどのくらい通えばいいもんなんでしょうかと尋ねると、「はじめ3カ月間くらいは最低で週1ペース。状況がよくなるにしたがって2週に1回」と言う。

――髪が生えてきて、もう大丈夫ですよっていうラインというのはないんですか?

「双田さんのなかで、目標にしているものがあると思うんですけど、私たちは完治ということはありえないと思っています」

と、予想外の答えだ。

「たとえば、円形脱毛の人だったら完治はありえます。けれども、遺伝の場合、悪くなっていく一方なんです。男性ホルモンの出方にも波がありますし。これに、バイオテックの豊富なデータと、私の経験値で対応していきます」

これは納得できる回答といえる。しかし、延々と通うことになるなら、値段が一番の問題となってくるだろう。これが見合えば、文句なしであるが……。

◆これがバイオの真髄か？

カウンセリングの最中、ほかの部屋から男女の派手な笑い声が響く。また店内が騒がしくなりはじめた。辺見さんの声が聞き取れない。

――なんか、うるさいですね。

「あ、メンバーさんとウチの従業員です」

と、辺見さんは笑った。

「バイオでは、毎回カウンセラーがお客様の状態をチェックして、アドバイスをしたり、施術の指示をしたりしますので、仲がよくなるんですね」

――へえ、どんなアドバイスをするんですか？

「たとえばですね……。いくらウチで男性型脱毛の根本に関して改善しても、環境や生活習慣などのダメージがマイナスになってしまいますよね。だから、その部分で私たちは……」

突然、彼女は真顔になった。

「ちょっと頑張んないとダメじゃない、自分でお金かけたんじゃないですかあ！」

――え？（驚く）は、はい。

「……って、ちょっとフレンドリーすぎるんですけど、そういうふうに言ってあげるんです。それだけでも、勇気づけられたり、自分のあきらめかけているところや言い訳しちゃうところを頑張れるっていうことですね」

——……。

「だから、あたしは、とっても、うるさいほうです」

そして、首を傾げてニコリ。

バイオテックの真髄を垣間見た感がする。新機軸だ。つまり、さっきのうるさい客もこれにやられたのか。やんちゃに声を荒げて俺アピール。まいった、一本取られた……。同伴出勤は可能なのだろうか？

「そういう意味で、つきっきりで見てくれる人がいるっていうだけでも安心かなって思うんです。二人三脚で頑張ろう、ってことなんです」

——まあ確かに、生活のほうまでしっかりアドバイスしてくれるのは頼もしいですが……。

「それが私の役割なんです。（突然、声色を変えて）いやあ、双田さん、もう少しやればもう少しよくなるんだけどね、効果見せれるんだけどね、これとこれとこれをやってほしいですから、これくらい予算がかかりますんで、用意していただけますか？　オッケーですか？　じゃ、やりましょうか、っていう感じで責任をもってやります」

なにやらすごいペースでまくし立てられるが、つまるところ、けっこう金がかかるのか？

——あのう、そういう客へのアドバイスはどうやって決めるんですか？

「はじめに書いていただいたカルテを参照したり、バイオテックのメンバーさんの20年間のデータベースがありますので、それを参考に頭皮の状況を予想して、発毛剤をどうするかとか決めていきます」

――それは、医学的に信用に足るような、客観的な統計とかデータとかなんですか?

「医学的ということはわかりませんけど、いちおうバイオテックのデータです。とにかくすぐに始めてみないと、いつまでも考えてばかりになるので……」

辺見カウンセラーは話を急に変え、サロン体験の説明に移った。

◆話が違うような気がするんですが……

「ここのメンバーさんっていうのは、技術をして、ホームケアをして、ってこの繰り返しをしていくんです。一週間ホームケアで、つぎの技術が受けられるようにしておきます。今日、最後にホームケア製品をお渡ししますので、技術をしたあとの状態を維持してみてください。なかには、かなり抜け毛が減る人もいますので」

技術じゃなくて施術じゃないんですか?と突っ込みたい気分で胸がいっぱいだが、あえて私は、「よろしくお願いします」と頭を下げた。

「ただ、これ、7665円かかるんです。消費税込みで」

――え?

ちょっと待ってくれ！　無料じゃないのか。

自前のテレビ番組では無料、無料と、数分ごとに無料という字が画面にでかでかと踊り、ホームページにも以下のように載っているというのに！

「『実際のコースの一部が無料で、全部体験するには有料になるのでは？』といったご心配はまったく不要です」

もちろん、そんな心配まったくしてなかったんですが。

――あっと……あの、すいません、確か、ただじゃないんですか……？

「今日の体験っていうのは無料なんですけど、ホームケアとか含めると、これだけかかっちゃうんです」

――（溜め息&苦笑）ちょっと、はじめに言ってほしかったなあ……。

「でも、ホームケア一週間分と施術二回で、普通9500円なので。7665円ですから、すごくお安くなってますし、みなさんやられてますよ」

上京したてのとき、わけのわからない浄水器を10万円で買わされた苦い思い出が脳裏をめぐる。あのときも言われたなあ。「みなさん買われてますよ」って。ああ、俺はいまだにカモか。

――いま5000円しかないんですよ……。マジで。財布見ますか？　無料って聞いたもんだから。

「そうですか、クレジットカード持ってますか？」

――クレジット？　ちょっとそれは……。

「でしたら、銀行のキャッシュカードもお使いになれますよ。もし、ご自身のなかにやる気があるのであれば、ですが」

銀行のキャッシュカードが使えるってどういうことだ？　デビットシステムか？　めったに見ない代物だぞ。なんで、そんなものまで用意しているのだ……？

◆脱毛博士、頭皮になにをしてあげたの？

——とりあえず、一回は無料で体験を受けさせてもらえるんですよね。とりあえずそれを受けてみてから、二回目やるか決めたいんですが。

「それは、なんでですか？」

——……え？

「それは、なんで？」

——いや、だって、一度やってみれば、合うか合わないか、だいたいわかるじゃないですか。それから、二度目受けるか決めたいんです。

「なにが合うか合わないかですか？」

——(イライラして)シャンプーとか育毛剤とか、いろいろです。成分もわからないし。事前に把握できるところはそうしたいんです。食い物だってそうするでしょう。それ以前に、そもそも無料ということで来ているんですよ、こっちは。

「でも、たとえば今日、双田さん、自分のなかに知識を入れただけで、頭のなかで博士になっただけで、まるで脱毛博士ですよね（笑う）。脱毛博士（再度笑う）。じゃ、なにが変わったの？　ねえ、脱毛博士、あなた頭皮になにをしてあげたの、っていうことなんです。頭でっかちになってる人だなあって思ったので、言わせてもらったんですが。このぐらいのことをして初めて、自分の状態を変えていくことができると思うし。お金はかかりますけど、ご自身が脱毛を気にされているのであれば、ここまでやってもらって、バイオをわかっていただきたいということなんです」

――（完全にブチ切れて）とりあえず、製品の成分くらい見せていただけますか！

「成分を見てわかるんですか？」

――そりゃ、調べることくらいはできます！

「私たちのシャンプーは、肌が過敏だったり、アトピーの人にも使っていただいているシャンプーです。こういうところには、頭皮にダメージ受けてる方しか来ませんので、すべて一番肌に優しいものを選んで使っています。当然のことです」

――（頭をかかえる）……。

「そう、だから、心配しないで」

と、辺見カウンセラーは猫なで声で言う。

そして、静寂。一進一退ならぬまま時間が過ぎていく。このままでは、わざわざ渋谷くんだりまで出てきて、サロン体験も受けずに帰らざるをえなくなる可能性が高い。

情けないことに、ついに私は折れた。カウンセラーは急に機嫌がよくなって、さっそく施術室に飛んでいく。やれやれ……。

◆πウォーター、γ《ガンマ》液、ナノβ《ベータ》……

はじめに、EXシャンプーによる洗髪だ。湯の温度は37℃。体温と同じ温度が頭皮によいという。すばらしいシャンプーのように説明されていたが、洗われている感じだけではとくにわからない。ただし、かなり泡立っていて、洗い上がりもかなりさっぱりするところから、洗浄力が高いことは間違いない。

このあと、EXスキャルプオイルを塗り付ける。ホホバオイルが主成分であり、油で脂を溶かすとのこと。このオイルを塗った頭に、πウォーターを使用したスチームをかけ、脂を溶かす。このπウォーター、プロピアでも使われていた生体水《せいたいすい》とかいうものだ。調べてみたが、正体は判然としない。鉄の成分が入っており、植物の体液に近い水だとか、水分子の固まり(クラスター)が小さいため普通の水よりよいとか、いろいろな説明があった。ちなみに、このクラスターという概念については科学的に証明されていない。東京都消費生活総合センターでは、この用語を使った水の販売を禁じている。

πウォータースチームをかぶって数分経つと、熱された頭皮のオイルが頭のタオルにどんどん染み込んで、ついには顔を伝って流れていく。もう苦しいわ、暑いわ、πウォーターとホホバオイルのミックスジュースが目に入るわで、かなり苦痛な施術であった。

続いては、γ液なる液体をかけながら皮脂を揉《も》み出す施術だ。見覚えのある機械が出てきた。アートネイチャーで見た機械だ。排水した液体をポンプで吸い上げて再度使用する仕組みの流し台である。

もしかして、これは……アートネイチャーと同じフルーツ酸なのか。それはちょっと頭皮の弱い自分は勘弁願いたいんですけども……という願いもむなしく、流しに頭を突っ込まれる。すでに液体をぶっかけられながら、「どういう成分なんですか」と聞くが、辺見カウンセラーは「体にいい成分です」としか言わない。

「脂がやっぱり多いですね。男性ホルモンは、これからもどんどん増えていきますよ。男らしさのホルモンですから。40代って脂ギッシュって言われるじゃないですか。双田さんはこれから男性ホルモンもっと増えますから、対応していかないといけないですね」

明らかにホルモン分泌に関して間違ったことを言いながら、辺見カウンセラーは、私の頭を素手でマッサージし続ける。

後日調べたところ、これはフルーツ酸ではなく、オゾン水なるものであった。特許庁のデータベースに当たってみると、オゾンを水中に溶解させたものであり、「オゾン水は気体ではないので、呼吸器系に障害を起こすことなく安全である」との記載が見られた。

そしてやっと、バイオテックの目玉商品である育毛剤ＥＸナノβのお目見えだ。有効成分を極微粒子化(ナノ化)した画期的な育毛剤ということだが、実態は謎だ。ホームページでもｔｖｋの宣伝でも、その内容成分までは明らかにされていない。

このEXナノβを頭部に塗布されたのち、またスチーマーをかぶらされる。今度はオゾンを発生させながらの蒸気噴霧だ。だが、さっきのオゾン水の説明を逆手に取れば、気体のオゾンを使用するわけだ。呼吸器系に障害を起こす可能性もあると認めたうえで、やっているのだろうか……？

こうしてサロン体験は終わってしまったのだが、楽しみにしていたバイオレザクスが出てこなかった。辺見さんに尋ねると、施術で扱うものではないという。彼女いわく、「ホームケア用品なので、自宅で、疲れてマッサージできないときに有効なものです」。

とりたててすばらしい効果があるものではないようだ。ちょっとがっかりである。

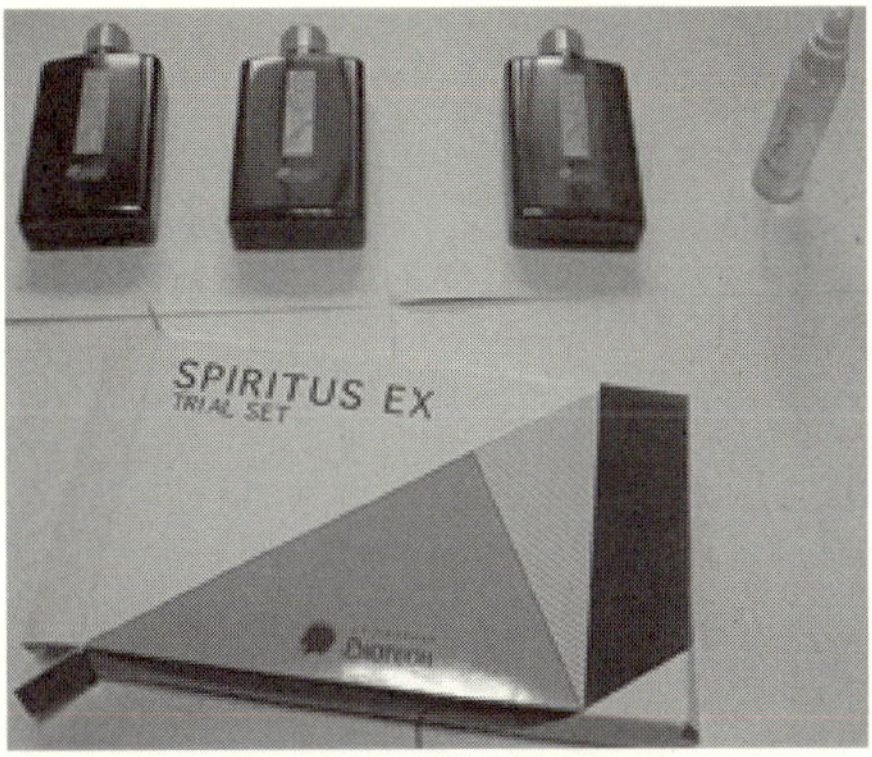

ホームケアセット一式。左から育毛剤、シャンプー、トリートメントにスキャルプオイル

◆ナノβの正体は女性ホルモン＋合成界面活性剤？

カウンセリングルームで、5日分のシャンプー、トリートメント、スキャルプオイル、EXスピラーレβなる育毛剤が入ったホームケアセットを受け取る。このEXスピラーレβは、EXナノβ以前の主力製品で、内容成分は同じものの、微粒子化(ナノ化)されていないぶん、浸透性は劣っているらしい。トライアルということで、二軍落ちの商品をあてがわれたわけだ。

使用法の説明が終わると、急《せ》かされるようにデビットシステムでのお支払いとなる。キャッシュカードを受付の機械で読み取ってもらい、嫌々ながら暗証番号を押す。チーン！　７６６５円を払い込み。やはり、どうにも納得がいかない……。

辺見カウンセラーは受付までついてきて、にこやかな笑顔で私を見送る。

「来週またお待ちしてまーす！」

そのフレンドリーな声に、私も反射的に手を振り返してしまった。

なんということだ！　今回は最後までみごとにやられた。ぼったくり店で学生証まで取られた気分だ！

しかも、ホームケアセットを見ると、シャンプーの洗浄成分は、ポリオキシエチレンラウリル硫酸塩。これは指定成分であるラウレス硫酸ナトリウムの別称だ。指定成分以外の表示義務のない医薬部外品なので、ほかの成分との配合比などはわからないが、これが主要洗浄剤ならば市販のジャンクシャンプーと同じになってしまう。「頭皮にダメージ受けてる方しか来ませんので、すべて一番肌に優しいものを選んで」「アトピーの方にも使っていただいてます」など、すべて言いすぎとなるだろう。

さらに、育毛剤ＥＸナノβと同成分のＥＸスピラーレβ。こちらの主成分はエチニルエストラジオール。女性ホルモンのひとつである。

こうした女性ホルモン系育毛剤はかなり古くからあるが、効果がはっきりしないのが難点といえる。いちおう、男性ホルモンの活性化を防いだり、毛の成長期を長引かせるという作用はあるようだが、化粧品で許されている濃度ではなかなか効かない。成分自体に刺激性もある。また、男性機能の低下に悩む中高年が使用するにはどうにもイメージが悪い。こうしたことから、大手育毛剤メーカーは、女性ホルモン系育毛剤を完全に敬遠しているのが実情だ。

その女性ホルモンを微粒子化（化粧品業界用語でマイクロエマルジョン化）して含有したのが、ナノβということになる。だが、女性ホルモンの微粒子化がどの程度効果的かという点にも、疑問は残る。

一般にホルモン剤は皮膚からの吸収性が高い。たとえば、避妊薬ピル（主成分はナノβと同じエチニルエストラジオール）では、肌に貼っておくだけで効果が得られるというパッチ療法もあるくらいだ。ホルモン剤はとりたてて微粒子化しなくても、真皮の奥底の血管までダイレクトに到達する。

ほかの有効成分の微粒子化は有効かもしれないが、ホルモン剤に限っては微粒子化しても、ほとんど意味はない。しかも、微粒子化は、有効成分を特殊な合成界面活性剤で包まれた極小の粒子にすることでもある。こういうものが皮膚の奥に入るのもいかがなものか。いやはや、サロン体験が有料だったことにしろ、製品の内容にしろ、どうにも納得いかないことが多すぎる。

畜生、プアな……いやピュアな男心をもてあそびやがって！　私は暗澹たる気分で家路をたどるはめとなった。

消費生活総合センター●戦慄の裏事情 サロンと医者の微妙な関係

というわけで、今回の取材は育毛サロンではない。東京都生活文化局だ。

虎の子の7665円をもっていかれた件で受話器を握ったのだが——私は、電話がつながる数秒間に、うまいことをひらめいて方針を変えた。「育毛サロンの被害について教えてくれませんか？」と切り出したのだ。

そう、個人的な取材では、カウンセラーの当たりはずれなどでも評価が変わってしまいがちだ。ここでひとつ、客観的な評判というものも知るべきなのである。

こうして一路、飯田橋へ。巨大な駅ビルの16階。そこに東京都生活文化局の消費生活総合センターがある。慌ただしいオフィスに足を踏み入れると、すぐに眼鏡をかけた知的そうな中年女性が出迎えてくれ、フロアの隅っこのテーブルに案内された。

◆160万円使ってほとんど生えなかった

私は事前に調べておいた資料を取り出した。これはインターネットの検索エンジンで「発毛サービス 相談」などと検索すると読むことができる報告書で、この消費生活総合センターが交渉を行ったかなりヘビーな相談例である。

——これを読んで、かなりびっくりしてしまいまして。こういう例は、たくさんあるのですか。

「ええ。その文書は被害を未然に防ぐために、ホームページにアップしているものです。残念ながら、こういう例は少ないとは言えないですね」

相談例の内容を要約してみよう。

〈相談者は40代の女性。薄毛のため悩み相談に行ったら、「必ず発毛する、完治したら一生フサフサ」と説明され、1年コース160万円弱を支払った。しかし、健康食品を勧められるばかりでいっこうに生えない。尿波動という検査を受けさせられたりしたあげく、ついには日本では未承認の薬、高濃度のミノキシジルの購入を勧められた。

その際、会社は「頑張って発毛に取り組む」という申請書類を提出すれば費用を負担すると言ったので、指示どおり書いた。その後、薬券が届き、それをクリニックに送ると、なんと診察も受けないのに薬が届いた。血管拡張成分であるらしく、すでに降圧剤を飲んでいるため服用に二の足を踏んでいたのだが、クリニックの医者に相談しても「大丈夫」と言うだけで、既往症の説明すらしてくれない。

結局1年コースが終了してもほとんど生えず、逆に白髪が目立つようにさえなってしまった。こうして会社側に160万円弱の返金を求めたく、センターに相談した〉

この相談者の女性の頭部がどのような状態であったのか、聞いてみた。

「この女性はですね、頭全体がこう、透けてくる感じで、それがコンプレックスだったそうです。

もともと毛髪が細い人だったんですね。で、そこでは、『男性女性型混合脱毛』と『脂漏性脱毛』が同時に起こっていると診断されたそうです。つまり、毛根が脂漬けになって毛の発育が遅れているとのことでした。でも、ほかにも何人か相談を受けましたけど、みんな同じように言われているようなんですね」

さて、相談例の続きだ。

〈この相談を受けたセンターは、通信販売のような未承認薬の売り方は医師法に抵触するおそれがあるのではないかと、その薬を処方した医師に問い合わせた。医師が「会社に頼まれている」と証言したため、センターは会社側にも問い合わせることに。すると、その会社は社長名の文書を提出してきた。

「医師法、医療法、薬事法等の関係諸法令を遵守した範囲で営業を行っている。当然のこととして当社が医療行為を行ったり投薬をしたりすることはなく、あくまでも紹介しているだけである」

また、「発毛効果は出ているので返金できない」との回答も添えられていた。

センターは薬の受け渡しに疑問がある旨を会社側に伝えたが、会社はいっこうに応じず、薬の提供に関する明確な回答は得られなかった。

金銭面での交渉については、発毛サービス会社ははじめ四分の一、そして半額と譲歩しつつ、やっと半年後、全額返金に応じることになった。ただ、センターに対して、薬の受け渡しに関する回答はいまだないままである〉

――尿波動……？　この会社、いったいどこですか？

私はつい聞いてしまったのだが、「特定できる情報は出せない」ということで退けられてしまった。少なくとも、いままで取材したところではないようだ。

――最終的にはそうやって金銭的に解決するという感じですか？

「いえ、全額返済はめったにありません。この女性は主張が明確で崩れませんでしたから、お金が返ってきたんですね。返ってこなかったら被害届ということもあるのですが」

――でも、効果がなければ……いくらなんでも返しますよね？　そういう契約だから。

「ですから、薬を使うのかもしれません。一時的にしろ、効果があるとして使われているものですし。生えた証拠を得るために写真を撮って、ほら、少しは生えた時期もあるでしょ？っていうことにするのかもしれないですね」

◆危険な未承認薬の使用

「同じような被害で、もうひとつあるんです。そちらは男性の被害なんですね。20代の方で、とくに髪に問題があるとは思えない感じでした。どちらかというと、ぼわっとしたヘアスタイルで、どこが悪いの？っていう感じで。男の子同士だと、冗談でおまえ薄いぞとか、からかったりするでしょう？　あれがショックで行ったようなんですね」

――ああ、よくありますね、そういうことは。ぼくもやられたことあります。あれは最低ですよね（溜め息）。

「で、この会社に行ったら、もう、あなたは絶対、将来ハゲるということで脅されちゃったようなんです。本人はもっと短い期間での施術を希望していたんですけど、あまりにも勧められたので、結局、1年半の長いコースを契約してしまったらしいんです。そうなると、もう、総額が何百万になります……」

——気が弱いんですね、きっと。そういうふうに、いいようにされるのは。

「ええ、優しそうな方でした。でも、こんなに髪があった方でさえ、薬を買わされているんですよ」

——こちらも未承認薬が関係しているんですか？　ミノキシジルとか抗男性ホルモンとか？

「そうなんですが、薬の場合は、もっと個別に追及する必要のある案件になってくるんですね。この男性の件では、基本的には勧誘行為の問題として承りました」

——こうした薬での被害例はあるのですか？

「この例ではありませんでしたが、ちゃんとした診察もなしに、薬を与えるわけですから、危険ですね。この会社が客を紹介しているクリニックはいくつかあるようで、皮膚科とか、なんとか医院とか、小さいところなんですね」

——うーん、そういう企業が客をクリニックなどに引き渡して自分の施術成果とするようなことが、法的に問題にならないんですか？

「会社側が、ウチでは手に余るのでお医者さんへ行ってくださいということは問題ないのです。おそらく、こういった事例の場合、会社側とお医者の間になんらかの約束事があるんでしょうけど、そこまで私たちはつかめませんし……」

——しかし、これを見ると、未承認薬の代金の免除申請って会社側が出したらしいじゃないですか。これ、明らかにおかしいでしょ。

「それをつきつめていくと、薬はこの会社が輸入しているのかもしれないのですが、はっきりとはわからないんです。私たちもこの会社と医師の調査をしたのですが……。会社でくれた券を持ってクリニックに行くと、白衣を着た人が薬を渡してくれるらしいんですが、それが医者なのか看護師なのか、それとも全然関係ない人なのか、行った人にもわからないようなんです」

——仮にそれがわかったとしても、現状ではなにもできそうにないと。まあ、脱法行為といったところですか。

「私たちとしても、会社のほうにはいろいろと要望を申し上げたんですが、会社側は、どうやら自分たちの販売方法は正しいと信じ込んでしまっているようで……」

話を聞くぶんには、一般常識とちょっとズレたムードというかポリシーをもっている会社のようである。

「センターで調べたことなんですが、薬の問題で気をつけなければいけないのは、飲んでるときだけ生えるということです。やめればリバウンドが来ます。ということは、一生飲み続けなくちゃいけない。また、ミノキシジルは降圧剤なので、お医者さんがこまめに体調を管理しながらでないと本来、危険なのではないかということです」

——別の病気にかかったら使えなくなる可能性が高いですね。そういう説明しているのかな。

「そこらへんどうしてるのか、問題だと思います。極力、薬は使いたくないと思っていた年配の人でも、いつのまにか飲ませられているということもありますし。会社は、薬を使用するケースもあることを、はじめに告げたりはしないんですね。客側が、通常の施術で効果がないと主張すれば薬が出てくるようなんです」

——発毛効果がない場合は返金するという制度を設けながら、実際の支払いを回避するために未承認薬が使われている可能性があるということですね。強い薬を使えば、一時的に「発毛効果」が出るのは当たり前ですもんね。あるいは、本来ならサロンでは扱えない未承認薬の効果まで、自社の施術の実績に入れてしまっているなんてことも、あったりして。

「私もその会社に、そんなにすばらしい効果が出たらノーベル賞ですよねって言ったんです。でも、どうにも聞いてもらえないようでした。……だから、信用しないということが大事だと思います」

◆被害にあったら、どうしたらいいのか?

すでに、こうした曖昧な状態のもとで投薬による被害を受けている人も多いのではないだろうか。こんなことに巻き込まれたら、どうすればいいのだろう。

「薬での被害の相談は、あまりこっちに上がってこないんです。エステ関係の相談はありますけど、お医者に関しては、なかなかこちらでは扱いづらい面があるんです。もちろん私たちは、相手が医者でも消費者契約法にもとづいて主張することはできます。ですが、基本的にあちらは医師法にもとづいて営業していますし……。なにかあっても、おそらく訴訟にでもしないとむずかしい。治療行為の是非について争うのは、個人では大変なんですよ」

費用はかかる、一審判決まで数年とか時間はかかる。たいてい泣き寝入りするしかない、と。まいった。サロンに通っているうち、いつのまにか医者と争うハメになりそうだ……などとは、考えるのも嫌だ。

——ところで、私は、無料体験ということで行ったら、８０００円近く取られまして。なんとかなりませんか？

「うーん、そもそも、そこはクーリング・オフができるんでしょうか？」

クーリング・オフ。契約書が交付された日から8日以内ならば解約できる制度だ。そうか、契約後にクーリング・オフできるかどうか確かめるのも優良サロンを見分ける手か？　ナイスなアイディアではなかろうか。

◆すべての企業に不適切な取引行為

——サロンの話に戻りたいのですが、この業界、いまだに被害は多いんですか？

「少ないとは言えませんね。増えてはいませんが」

——そういえば、以前、東京都の生活文化局が業界を調査したんですよね。

「ええ、03年の6月に報告しています」

――以前、取材したサロンで、小さいところがひどい経営をやったから、業界が御上《おかみ》に調査されたって言っていましたが……。

「いえ、小さいところだけというわけではないですよ」

この件については、以前にも取り沙汰されたことなので、すでに調べている。あらためて詳述してみよう。

02年12月〜03年3月に、東京都生活文化局消費生活部取引指導課は、消費生活センターに寄せられた相談事例から8社を選出し、営業所に立ち入り調査などを行った。調査項目は、契約金額、誘引方法、広告・パンフレットの表示、契約時書面、解約時の対応などである。この結果、調査対象の全8社すべてに不適切な行為が見られたため、個別的な業務改善指導を行うほか、事業者に対して説明会を開き、事業活動の適正化を要請した。

ちなみに、不適切な行為のなかでも、「誘引方法」における「虚偽説明・断定的判断提供」は全社で行われていたそうだ。生活文化局のホームページに掲載されている報告書から引用してみると、たとえば、以下のようなケースが見られる。

「『必ず髪の毛が生えてくる』『必ずもとのようになる』等と言って不適切な勧誘をしているケースがある」

「また医学的根拠が定かでないのにカウンセリング時に『○×症』と告げる等販売員の行為に問題がある例が見受けられる」

この調査対象全8社の売上額は、合計で1050億円。当時の業界の市場規模の4分の3をカバーするものだ。個別に見ていくと、02年度決算の年間売上額が、「10億円未満1社、10億～50億円未満3社、50億～100億円未満2社、100億円以上2社」となっている。

こうして見ると、調査され警告を受けたのは「小さいところ」などではないではないか！

——(猫なで声で)警告を受けた企業名、教えてくれませんかねえ……？

「いえ……それは……できかねます」

食いつくが、当然教えてくれなかった。悪徳サロンと優良サロンを見極める有力な手がかりになるかと思ったのに。まあ、企業規模から、ほとんどの有名企業はビンゴっぽいのだが。

——この業務調査が引き金になって、育毛業界って分裂しましたよね。

「ええ。日本毛髪業協議会が、日本毛髪業協会と日本発毛促進協会に分かれました」

このいきさつは、さまざまなサロンで聞かされたものだ。経緯を補足しながら簡単にもう一度まとめてみよう。

◆育毛サロンと発毛サロンの誕生

東京都の調査が入ったことを受け、日本毛髪業協議会は、ガイドラインの徹底強化に乗り出した。特定継続的役務に追加指定されることを防ぐために自主規制を強めたのである。

ここで禁止項目にあがったのが、「発毛」という言葉の使用だ。医療法により、サロンでは医薬品を扱うこと、つまり治療行為をすることは禁じられている。このため、医薬品の効能にあたる発毛という言葉も使わないことに決めたのだ。たとえば、先日、体験を受けたバイオテックのホームページには、このいきさつについて以下のような解説が載っている。

「〝『発毛』という言葉の定義があいまいで、お客様の誤解を招くおそれがあり、広告等で『発毛』を謳うことは適切ではない〟。また、〝医療分野との明確な棲み分けを〟との判断から、バイオテックでは自主的に『育毛』という表現に統一することを決定しました」

こうして発毛という言葉が業界内では禁止される運びとなったのだが、これに反対したのが発毛サービスを専門とするリーブ21だ。同社は発毛を禁止されてはおまんまの食い上げとばかりに、すぐさま日本毛髪業協会を脱退し、独自の組織を設立した。これが日本発毛促進協会である。この団体の活動方針は「学者、研究機関、医師、病院等とともに発毛のメカニズムを解明するため連携・協力する」というものだ。実際、多数の美容外科医が賛同者として名前を連ねている（個人的には、ここまでやるなら男気を見せてズバリ「日本発毛協会」にしてほしかったが）。

さて、次回はついに、この日本発毛促進協会のリーブ21だ。……こんな取材のあとでは、けっこうドキドキものである。乞うご期待。

リーブ21●最終兵器は波動砲？　発毛成功率96・8％の謎

ついにやってきたリーブ21。

お茶の間をにぎわす「発毛日本一コンテスト」と「発毛成功率96・8％」のCMで知らぬ者はいない、大阪発の大手「発毛専門」サロンだ。93年、岡山に第一号店を設立して以来、またたく間に全国に70店舗を展開するまでに至る。現在は従業員数820名。04年度売上高は155億円を誇るという、まさに破竹の勢いの大企業である。

さすがに、アデランスやアートネイチャーなどに対抗する第二の勢力・日本発毛促進協会を率いているだけあって、営業も気合いの入りようが違う。資料請求したところ、すぐさま、ばかでかい封筒が送りつけられてきた。中には「涙と笑いの発毛ドキュメント？　2004年も元気になあれ！」という発毛コンテストのドキュメンタリー番組がおさめられたビデオと、「発毛参考書」というパンフレット、そして和田アキ子のファンクラブ入会届までもが同封されていて、少々まいった。

しかし、この会社、「発毛成功率96・8％」というくらいだ。ほかのサロンとはありとあらゆる面で、別格のカウンセリングや施術が行われるのだろう。こちらも今回は、ちょっとしたテストというか仕掛けを用意して店舗に向かった。

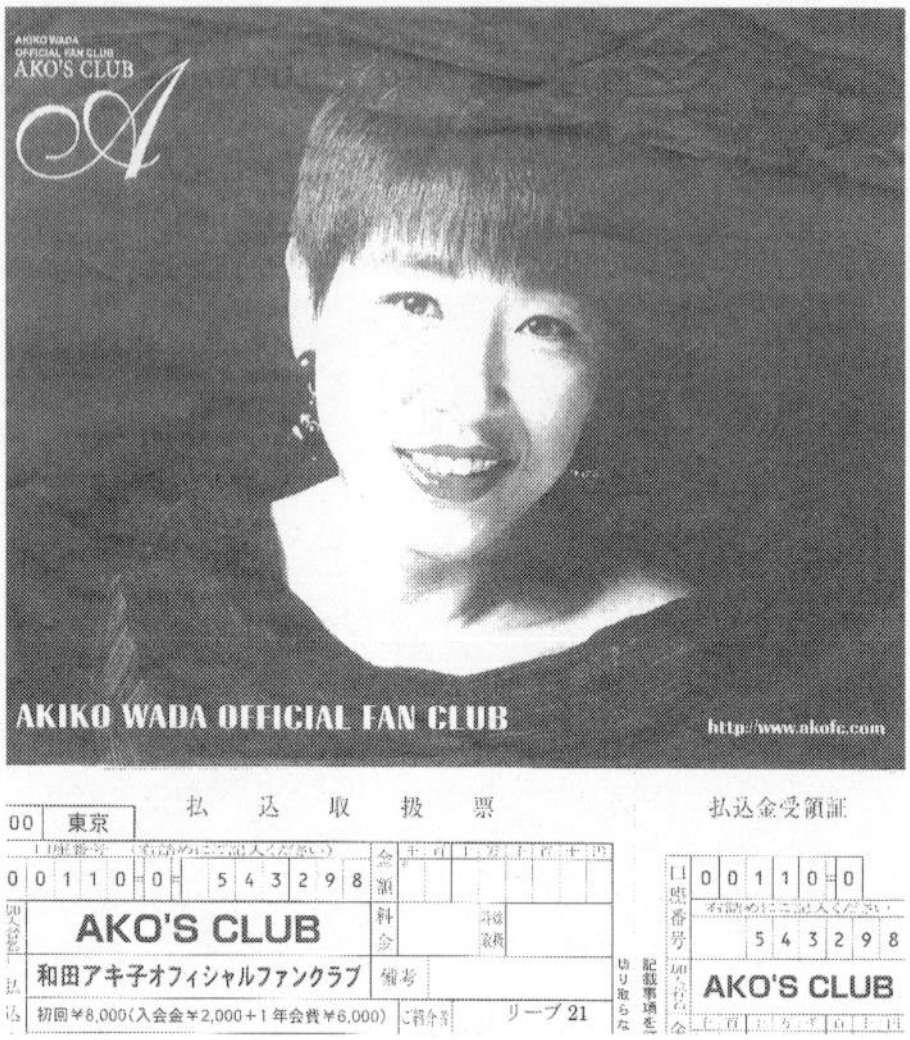

和田アキ子のファンクラブ入会届。どうしろというのか

◆江川カウンセラー登場！

新宿東口店は、広いフロアが板の仕切りで区切られているだけの簡素なつくりだ。言い方は悪いが、ほかのサロンと比べて明らかに金がかかっていない。

受付の女性に、事前に言われたとおり持ってきた10本の毛髪を渡す。呼ばれるまで受付の脇のイスで待っていると、目の前に客の体験談集がつり下げられているのが目についた。ペラペラめくると、「波動測定」という文字。円形のグラフに、各種ミネラルなどの数値が表されている。

この「波動」。調べてみたが、イマイチよくわからない。はじめは中国気功術の「気」に似たものかと思ったが、そうでもないようだ。もっとスケールがでかいらしく、「無機物をも含む万物が発している微弱な振動エネルギー」というのが正しい説明となるそうだ。ちなみに、このエネルギーは、いわゆるオーラとして肉眼で観察することも可能であるらしい。

そして、この波動エネルギーを測定するものが波動測定器である。これも実体が不明な機械であり、測定する人によって、同じ対象でも測定数値が変わったりするらしい。すみませんが、もうわけがわかりません。

ただ面白いことに、測定器はマイナスからプラスへ21段階の目盛をもっているという。リーブの社名にある「21」という数字は、21世紀から取られたものかと思っていたが、もしかしてこちらから取ったのかもしれない。

かなり待たされたあげく、私はやっと造り付けの狭い小部屋に案内された。壁には日本毛髪業協会サイドを意識した熱い文句がいくつも貼り付けられている。いわく、「カツラとか増毛・植毛で本物の自信に勝てますか?」「今も昔も黒髪は女の命ソシテ男の自信です(原文どおり)」などなど。

そのほか、特許取得の認定証や、自社が仕切る日本発毛促進協会から付与された賞状も神々しく、そしてうやうやしく、額に入れておさめられている。目をひくのは、同業者の来店を固く禁じる貼紙だ。「万一、関係業者である事が判明した場合は当局に通報します」などと書かれている。

関係業者って、おそらくほかのサロンの(はっきり言えば日本毛髪業協会の)スパイのことだろうが……。通報して、どうなるんだろう? 逮捕されるのか? 私は違うよな、いわゆる関係業者じゃないし。ついつい、そわそわしてしまった。

さて、ようやくカウンセラーが登場。江川紹子似のインテリ風中年女性だ。今回は江川さんと呼ばせてもらおう。

問診票をもとに、まず詳しく仕事や収入の状況などの質問攻めにあう。つぎに、服用中の薬物関係の質問。いま薬を飲んでいるか、薬のアレルギーはなかったかなど、綿密に聞かれる。

同時に、血圧を測る。こんなことをされたのは、すべてのサロンで唯一ここだけだ。理由を聞くと、「まあ、ちょっとした健康チェックです」との答え。血圧検査のあとは、生活習慣の質問が続く。食生活、とくに酒の摂取量、頻度に関する質問に集中する。また、遺伝性の質問も多い。祖父の代までさかのぼり、親族全体の脱毛状況を聞かれた。

ようやく問診が終わり、脱毛症状のタイプ別説明。健康毛、粃糠《ひこう》性脱毛、脂漏性脱毛、円形脱毛、(良性・悪性・びまん性)脱毛、男性型脱毛と説明が進む。その説明によると、それぞれ以下のような状態を指すものという。

健康毛は、毛根のふくらみが毛の太さの2~3倍程度あるもの。

粃糠性脱毛は、フケが毛根にしっぽのようについているもの。

脂漏性脱毛は、ゼリー状の脂が毛根を取り巻くように付着しているもの。

円形脱毛やびまん性脱毛は、髪や毛根がねじれていたり、ちぎれていたり、太さが一定でなかったりするもの。

男性型脱毛は、毛根の膨らみが少ないもの。

そして、間髪入れず、私が持ってきた髪の毛根検査だ。毛根部分をテレビ画面に映し出し、江川さんは以下のように総論した。

「このように、双田さんの髪の毛には、かなり皮脂がついていますね。毛根の太さも、ほとんど膨らんでいないですし、ねじれてしまっている毛もあります。正常毛が半分以上あれば、なんとか健康と言えますが、双田さんの場合、全部の毛がこのように異常です。脂漏性脱毛と男性型脱毛がほとんどで、びまん性脱毛が混じっている。いい状態とは言えません」

しかし……。私が持ってきた毛は、じつをいうと（私事で恐縮なのですが）私の彼女の髪で、私のものではないのであった。バーン！　これが今回の仕掛けである。もちろん、彼女は髪や頭皮にとくに問題はない。歳は28歳。黒々とした長髪を誇る女性だ。

ところが、江川さんによると、これらの毛にも脂漏性脱毛や男性型脱毛が多いという。確かに女性でもホルモンバランスが崩れると男性型脱毛に近い症状を呈することはあるらしいのだが、「全部が異常」とするこの診断結果には疑問が残ってしまった。

ちなみに、この仕掛けであるが、以前アデランスのカウンセラーに「女性の毛と比べてみれば（違いが）わかる」と言われたことがヒントになった。木村さん、あなたの言いつけどおり、やってみたんですが……全然ダメだったみたいです。

◆頭皮チェックと果てなき論争

続いて、江川さんは、頭皮の状態をへアスコープで見る。

「ちょっと表面に血管が浮いていますね」

側頭部にうっ血のあと。バイオテックで見つかったものだ。まだ消えていない。

——これは、やっぱりダメなんですか。

「ええ、あんまりよくないですね。血行が悪いんですよ。それと、皮脂が多いですね」

頭皮は例のごとく、透明な皮脂に覆われている。連続して各社のサロン体験を受けているのに、一向に減る様子を見せない。というより、施術を受けても数時間後には、もうこの状態に戻ってしまっているのだろう。

「こういう皮脂が毛母細胞の成長を阻害するんですよ。こう脂っぽいと、フケが出てもべったりして、それが詰まってきます。そうして、抜けやすくなる」

――つまり、脱毛は皮脂のせいですか？

「そうです」

――遺伝の影響などはないんでしょうか？

「まあ、関係なくはないんですが、脱毛は遺伝するということはないです。脱毛しやすい体質は遺伝しますが」

――でもねえ、洗ったり育毛剤塗ったりして、ハゲ抑制ができるんですかね……。

私はあらためて自分の頭皮を眺め、げんなりと質問したが、かまわず江川さんは皮脂の説明に移っていく。

「皮脂は本来、肌を守るものなんですが、ありすぎると逆流して、毛根の固着力を弱めてしまうんです。さっきの毛根検査では、毛根に実際にかなりの脂がついていましたから、もう双田さんの毛穴は脂まみれになっているんです」

あなた、自分の毛根検査をしたことがありますか？と言おうとして、我慢した。

「あと、双田さん、男性型脱毛の毛根がたくさんありましたよね」

——まあ……あった……みたいですね。

江川さんは、例の5αリダクターゼがデヒドロテストステロンを生成するいきさつを語る。

「このデヒドロテストステロンが毛母細胞の分裂を阻害してしまうんです。細胞分裂に必要なATP、アデノシン3リン酸の生成を止めてしまうので、毛が細くなるんです」

ここらへんの説明は、プロピアやバイオテックと似たようなものなのだが、医学的専門用語を交えて無表情に話す江川カウンセラーの姿には、説得力を感じる。実際、年配のインテリ風女性は、カウンセラーにもっとも適していると思わざるをえない。黙って聞いていると、そうなんだろうなあという気にさせられてしまうのである。……とはいえ、あれは私の毛ではないので、前提から違うのだが。

「このデヒドロステロンは皮脂腺の中でつくられますから、脂の中にも入っています。ですから、毛穴に逆流してはいけないんですね」

——そうなんですか。……でも皮脂が多くてもハゲない人とか、逆に乾燥肌の人にも男性型脱毛はいますよね。そもそも、むかしより洗髪回数は増えて、清潔になっているはずなのに、なんで若ハゲが増えたとか言われるんでしょうか？

「それは、ストレスとかいろいろとありますから」

ストレスカードがオープン。他サロンでの問答でもそうだったが、これが出ると一気にオチがついてしまう傾向がある。話が進まない。

◆「96・8%」の根拠とは？

しかしながら、ここからが本番だ。リーブ21は必ず生えると世間に対して確約している企業である。もっときちんと説明してもらわなければならない。矢継ぎ早に私は疑問をぶつけていく。

――発毛成功率96・8%というのは本当なんですか？

「ええ。生えてきます」

予想どおり、じつに頼もしい回答が返ってきた。実際、私もリーブ21関連情報で96・8%の根拠を調べたのだが、確かに二つ見つかった。一つ目は、ホームページ上で発見された以下の文だ。

「2003年度実績。一年以上の発毛コース終了者1896名中1835名が発毛。自社データによる」

おお、ちゃんとデータから出てきた数字なのだな、と納得させられる。

しかし、その1年前の02年に発刊された『カツラー探偵がゆく』(小林信也著、洋泉社、02年)という書籍で、岡村勝正社長自らが96・8%の由来を説明しているのだが、この二つ目の根拠を読むかぎり、どうにもわけがわからなくなってしまう。

「(発毛成功率は)本当は100%です。それをいうとちょっと問題があるんで、その数字にしてあるんです。(中略)『100%生えます』と言ったら、それでなくてもインチキくさいのに……(96・8%なら)信頼性があるじゃないですか」

信頼性があるかどうかはいざ知らず、毎年96・8％になる秘密はこういうことであるようだ。

ちなみに、彼による発毛の定義は、「驚異的に増えます。ハゲが治る。誰が見ても髪が増えているというのが私の基準です」。

——ハゲが治ったらノーベル賞って言いますけど、ノーベル賞ものですか？

「(ちょっと詰まりながら)そうですね」

——育毛と発毛はどう違うんですか？

「発毛というのは、生えてないところから、生えることです」

——ということは、老化して、完璧つるっぱげになっても生えるんですか？

「時間がかかりますが、発毛はします」

——なかには、どうしようもない遺伝でハゲている人もいると思うんですが？

「体質改善していくので、問題はありません」

では、いかなる方法で体質改善を行うのかと聞くと、「健康食品やサプリメントを勧める」と言う。効果はともあれ、その言葉を裏付けるように、リーブ21は全サロン中もっとも健康食品とサプリメントの品ぞろえが多い。育毛サロンというより、ほとんど健康食品会社とでも言いたくなるほどだ。

◈界面活性剤を使用していないシャンプー？

「自然治癒力を高める方針」の一例として、シャンプーの話題が続く。

「ウチのシャンプーは自然の成分を使っています。ダメージのないものなんです。合成系のシャンプーだと、界面活性剤が入っているので、逆にダメージになってしまうんですね。市販のシャンプーなどは、肌のバリアゾーンを破壊して毛根にまで入っていってしまいます。こうなると、細胞自体を溶かしてしまってダメージになるんです」

界面活性剤が入っていない？　テクノヘアと同じことを言っているが……。

――でも、界面活性剤すら入っていなくて、どうやって汚れを落とすんですか？

「天然成分で落とすんです」

テクノヘアでも同じように自社のシャンプーを説明していたが、実際はまったく違うというオチがついているので、こちらも検証が必要だろう。

シャンプーに続き、どのような育毛剤が使われているかを尋ねると、生薬ベースのもので、化学物質など体に悪い成分は入っていないという。このように、カウンセラーは終始徹底的に「自然成分」「体に優しい」と強調しているのが印象的だった。

通常3万3500円のビジターコース（診断と施術2回）がキャンペーン価格9500円であったので、これを受けることに。案内された個室は、ただカーテンで仕切られただけの狭いスペース。イスがそのほとんどを占有している。江川カウンセラーと入れ替わりに、美容師（リーブ21では「オペレーター」と呼ぶ）がやってきた。

はじめにシャンプー。ホームページでは、スチーマーからスタートとあったのだが……順序が違うようだ。

このアクティシャンプーR、確かに泡立ちはさほどよくない。それでも、泡立つということはなんらかの界面活性剤が入っているのだろう。オペレーターに内容成分を尋ねてみると、「とにかく合成シャンプーではありませんから安全です」との答え。え、そもそも界面活性剤すら入っていないんじゃなかったっけ。なんだか、話があやふやになってきたぞ。

――合成シャンプーではないということは……石けんですか?

「石けんではないと思うんですけど、自然成分のシャンプーですので、人体に害はありません」

では、シャンプーの実際の主要洗浄成分を記してみよう。

①ココイルグルタミン酸ＴＥＡ

②ラウラミドＤＥＡ

③アルキルスルホン酸ナトリウム

①は、おなじみグルタミン酸のアミノ酸系洗浄剤。

②は、非イオン系と呼ばれる界面活性剤だ。洗浄力は弱く、発泡力を高める洗浄助剤として用いられる。

③は、ＳＡＳと略称される、石油由来の合成界面活性剤だ。現在追放されつつあるＬＡＳと並び、洗濯洗剤などによく使用されている。洗浄力・刺激性とも強く、石油原料であることから毒性も強い。記載順位から見ると、含有濃度としては低いのだろうが、これひとつのせいで「自然の」「天然の」といった看板がかなり怪しくなってしまうことは確かである。

これでは、リーブ21のホームページ上で見られる以下の表現の意味がまったくわからなくなってしまうのではないだろうか。

「市販のシャンプー剤は、石油合成系の界面活性剤を含んでいるものが大半です」

「石油合成系の界面活性剤では髪にダメージを与えやすいので、なるべく天然成分配合のものを選びましょう」

◆激痛の低周波＆オゾン旋風！

このあと、コンディショナーの塗布。

岡村社長の著作によれば、「(リンスは)頭皮に膜を張り、育毛剤を使用した場合、スムーズに吸収されません。(中略)できるだけ、コンディショナーか、髪によい成分でできたものを使うようにしたい」(『髪に悩んでいるあなたへ』ＰＨＰエディターズグループ、02年)とある。だが、一般的にコンディショナーは、リンスの効果をさらに高めたものである。もう、わけがわからないが、とりあえず塗りたくられる。

つぎに、育毛剤リーブトニックの登場だ。

この育毛剤は、Ａ・Ｂの二種類があり、施術では二つを混ぜ合わせて使うとのこと。内容成分は、保湿剤プラセンタ、血行促進のセンブリ、細胞活性化のニンニクなど、さまざまな薬効の生薬エキスがやたらめったら30種類近くも入っている。お値段は、１４０㎖のボトルが２つで２万３１００円。かなりお高い代物である。

育毛剤を塗った頭にスチーマーをかぶせられたあと、育毛剤を浸透させるためイントロライザーと呼ばれる低周波施術が続く。ふたたびリーブトニックを塗布され、言われるままに、濡れたガーゼに包まれた電極を片手に握る。そのとたん。

——いぃ、痛ェ！

私は思わず電極を落としてしまいそうになった。手の皮膚が、もんのすごくしびれたのだ。

——これ……痛い！　すごいキましたよ、電気バキバキに！

オペレーターは「しばらく頑張って握っていてもらえますか」と言うが、数秒と我慢できない。なにより、自分のしょぼい心臓が不安になる。無理にお願いして、かなり電圧を下げてもらった。

「みなさん、すぐ慣れますよ」と言うが、ちょっと私には厳しかった。

電極を握るタイプの低周波器は、テクノヘアで体験ずみだ。あちらでも少々、刺激感はあったが、これほどではない。こちらは、明らかに出力が高い。確かに自分は痛がりなほうだから、大げさかもしれないのだが……。

さらに、ビームライザーと呼ばれる高周波による頭皮刺激が続く。電流の流れる櫛が頭皮に触れるたび、プーンという甲高い音がして、強いオゾンの匂いが鼻につく。どこのサロンの施術よりもこの臭気は強いから、かなりの出力で行われているようだ。毎度のことながら、オゾンが皮脂腺やら毛乳頭やらに届いているか疑問である。また、届いていたらいたで、酸化の副作用も気になる。そもそも、電気的刺激は皮膚にとってよいのだろうか。高周波治療は本当に微妙な施術だ。

◆波動施術はどこへ？

ここまでは、（どれも出力高めだが）当たり前の施術である。つぎはなんだろうと待ち構えていると、なんとこれで体験施術は終わりだという。オペレーターによると、マイクロカレント（微弱電流）を使用する施術と、磁力を使った施術がほかにあるが、今回はビジターコースなので行わないそうだ。マイクロカレントはアートネイチャーでやってもらったから、だいたいわかっている。かなり弱い低周波器という位置づけだった。では、磁力の施術とは？　そういえば、波動術における波動エネルギーとは、あらゆる物質が発しているという微弱な磁力や磁場と同一視されていた。

もしかして、この磁力施術って、波動関係？

常識はずれの「発毛成功率96・8％」は、同じく常識を超えた「波動」なる存在からもたらされるものなのか。スケールがでかすぎて、ついていけないかもしれない……。

体験が終わると、カウンセリングルームには、すで江川さんが待機していた。彼女によると、今日シャンプー時に抜けた髪は86本。

「普通、シャンプーでは、一日の脱毛の約6割が抜けると言いますので、双田さんの場合、一日150本抜けていることになります。普通は70本程度しか抜けませんから、ちょっと大変ですね」

でも、平気のへいざだ。なにしろ、テクノヘアでは1日255本抜けると宣言されたくらいだから。150本など超絶好調ともいえる。

　ここで江川カウンセラーは、この施術中に抜けた髪の毛根を検査して、家から持ってきていただいた髪と比較しましょうと言い出した。これは予想せぬ展開だ。ヤバいぞ。はじめの毛根検査の毛が女性のものだとバレたら、どうしようか……。

　いや、これは嫌がらせか。もしかして、取材だということがすでにバレているのか？　当局に通報されるのか？　ちょっと待て、御上ににらまれかねないのは、俺じゃあるまい。ともかく、ヤバいぞ……。

　過呼吸になるほど動揺する私の前で、江川さんは、シャンプーで抜けた私の毛の診断を下しはじめた。

「先ほどの抜け毛と、症状はまったく同じですねえ。どれも、毛根が膨らんでいません。男性型脱毛ですね。脂も同じようについています。脂漏性脱毛。しっぽのついているものもありますから、これは粃糠性脱毛。ただ、今回はびまん性は見当たらないですね」

　――（安堵の溜め息）はあ……。

　ほっとしたのと同時に、あらためてこの毛根検査の有効性に疑念をもった。確かに、男性と女性の毛髪にそんなに違いはない。電子顕微鏡などを用いて毛の芯（メデュラ）の構造を比較しなければ、見分けはつかなくて当たり前だろう。しかし、症状の診断まで酷似しているとは、どうにも納得がいかないのだが……。

　その後、リーブ21の実績写真集の解説が長々と続く。数カ月で劇的に回復した例をいくつも紹介されたのだが、そのひとつに、「バイオテックで施術を受けたが、効果なく来店」した男性の回復例が載っていた。バイオテックといえば、つい最近受けてきたばかりじゃないか。わざわざライバル会社の名前をあげつらっているところを見ると、とりわけ仲が悪いのだろうか？

最後に質問がないかと言うので、波動について説明を求めてみた。すると江川カウンセラーは急に落ち着きがなくなり、どもりながら以下のように説明してくれた。

「あの、えー、毛髪の成分を特殊な機器で分析して、施術の方向を探ったり、また応用したりということで、まあ、使わさせていただいているものです」

説明するのが気恥ずかしいのだろうか、波動そのものの説明はなく、曖昧にごまかして逃げた感じである。このぶんでは、どうやら波動施術も、期待していたような目玉商品というわけではないのかもしれない。残念である。

こうして初回のプログラムがすべて終了した。

お試し用の1週間分のシャンプーとコンディショナーをもらって下駄箱ゾーンに向かうと、帰り際の男性客3人とはち合わせした。みな20代前半と若く、とくに毛髪に問題はないように思える。なかには茶髪もいるくらいだ。身なりも派手で、ベルベットのテーラードジャケットに色褪せたクラッシュジーンズを合わせたりなど、今風の崩したファッションで決めている。

確かになあ……こんなにカッコつけててハゲたら厳しいかもしれない。いまや男性も、どんどんファッションを気にするようになっている。つられて、コンプレックス産業も右肩上がりというわけだ。

育毛・発毛業界の隆盛の一因を垣間見て、初回のリーブ21潜入取材は幕を閉じた。

ふたたびバイオテック●女王様と脱毛博士　最後の戦い

さて、2回目のバイオテックだ。前回からちょうど2週間が経つ。受付に名を告げると、さっそく辺見えみりカウンセラーのお出迎えだ。

もし契約したら、彼女とずっとおつきあいすることになるのか——と思うと、やはりカウンセラーは顔が命です。性格アレだが、月1万円くらいだったら契約してもいいかも……などと、また徹夜明けで錯乱した意識のままカウンセリングを受けはじめる。

◈書かれ放題の報告書

まず、前回のシャンプー時に採取した髪の毛根の拡大写真を受け取った。写真の毛根は、いつもどおりだ。毛の太さの1・5倍程度に膨らんだ毛根。辺見カウンセラーは、脂のせいで、どれも育ちきれていないという。

「自分で思っているより、もっと、全然脂っぽいですよ。やっぱり、すごい脂性！」

ぞんざいな言葉が、またもや私の心を切り刻む。

なぜ脂っぽいだけで、こんなに叱られなければならないのか。おまえ、五木寛之氏にもこうやって叱るのか？　これは営業方針か、あるいは個人的趣味か？　もしかして、なにかのプレイか？　閉店後に別のバイトでもやっているのか？　などと言えたら、どんなにいいか。

——ほんと、すんません。

まるでダメな子のようにあやまりながら、シャンプー中に全部で61本の髪が抜けたという報告を受ける。「かなり多くて大変」とのことだが、私は内心ラッキーと思った。お湯の温度が低めだったからか、他サロンでの抜け毛と比べて少ない。

続いて、「育毛のためのアドバイス」と題された毛髪検査報告書が手渡される。これによると、私の脱毛原因は「皮脂過剰」「血行不良」「ストレス」であり（つまり、なにもかもが悪いようだ……）、それらの影響は「非常に強いと思われますので」「定期的にサロンにお越しいただくことをおすすめします」。

これは、バイオテックのコンピューターが膨大な統計データから弾き出したアドバイスだという。コンピューターにまで言われ放題、書かれ放題。ここは、マシンにまでサドっ気があるのか。

それにしても、この報告書、長い。「毎日のお手入れ」ということで「ご使用をおすすめ」するオプション製品の説明が延々と続いている。育毛剤ＥＸナノβ、夜用育毛剤ナノエッセンス、トリートメント剤キューテクラ、整髪剤プロテクター、ビタミンサプリメントＥＸバイオ１００、ミネラルサプリメントＥＸナノ１００、自宅用赤外線・オゾン発生装置スーパーセラピュータ……まだまだ続くが、あとは割愛。

いささか脅迫的な報告書を読みながら、２回目のサロン体験を終えた。

まだ完全に乾かぬ髪のまま、カウンセリンググルームに逆戻り。ついに、バイオテックの料金システムの説明開始となる。

「50万くらいのコースをホームページで見たんですけど、あのくらいが相場ですか?」と切り出すと、否定的な言葉が返ってきた。

「あれはお金が厳しい人向けで、現状維持が精一杯。あのメンズコースでは育毛はできません」

辺見カウンセラーによると、バイオテックでは、ほかに正メンバーズコースとスーパーロイヤルコースがあるという。こちらのコースのほうが本格的なうえ、ずっとお得で、商品にメンバー割引きが適用されるのだという。たとえば、シャンプーは約35%も割引きになる。

　辺見カウンセラーは「私のため」に、正メンバーズコースの6カ月を勧めてくれた。バイオテックでは一年コースというものがないらしく、6カ月以降は適宜、カウンセラーが施術やヘアケア用品などを買い足すよう指示するのだという。

　この「正メンバーズコース」6カ月分の私専用レシピを見てみる(表5)。これだけ見ると、メンズコースとほぼ同じ金額だ。お得なんだろうか。いや、待てよ。

　——これ、施術が9回しか入ってないですね。半年なら、もっと回数必要になりますよね。メンズコースでも施術は15回は入っ

表5　バイオテック正メンバーズコースの私専用レシピ(6カ月分)

項目		価格
入会金		3万1500円
施術料	9回	10万2375円
LED機器バイオレザクス	1台	16万8000円
EXシャンプー	2本	1万2705円
育毛剤EXナノβ	6本	11万6550円
ビタミンサプリメント EXバイオ100	6本	6万9300円
合計		50万430円

表6　バイオテック私専用レシピに追加されたオプション

項目	数量	価格
施術料	2回	2万475円
トリートメント剤キューテクラ	2本	1万6170円
ホホバオイルスキャルプオイル	6本	7万3500円
水流頭皮洗浄機ケアナケア	1台	3万9900円
ケアナケア用頭皮クレンジング剤EXリポア	6本	10万5525円
ミネラルサプリメントEXナノ100	6本	10万6050円
合計		36万1620円

てましたし。

「施術に関しては、これはとりあえずの回数設定と金額なんです。その人の状況をよく見て、あとから私が、ちゃんと必要なものや必要な回数をお勧めするんですね」

バイオテックが推奨する施術回数は、半年間で全36回だ。

「施術は状況に応じて増やしていきますので、大丈夫ですよ」とのことだが、なにが大丈夫なのかさっぱりわからない。

――いや、いまのうちに、ほかに必要になってくるものを知っておきたいんですが。

すると辺見カウンセラーは、「最低限、双田さんに必要なのは……」とずらずらと紙に、オプションの商品名を書き出す。それによると……。とりあえず施術をもう2回増やすべきだということで、2万475円(以下、表6)。

総額、すでに半年で約90万円。しかも、施術回数はいまだ11回なので、明らかに買い増し要求は出るだろう。

「あと、育毛剤は、つければつけただけ、いいんです。私はたくさんつけるように指示していますので、もう少し多めに買うのがいいと思います」

――(やけくそ気味に)そうですかあ。こうなると、なんかもっといいコースも気になっちゃいますね。どうせなら、効果があるほうがいいし。ものすごい王様みたいな名前のコースありましたよね？

「スーパーロイヤルコースですね？」

すかさず、私はそのコースの説明を求めた。

スーパーロイヤルコースとは、バイオテックが標準と定めている施術回数ならびにすべてのホームケア製品があらかじめ含まれているものだという。実績写真集などのサンプル写真は、すべてこの最高のコースでの結果だということも、このとき初めて教えてもらった。そりゃ大事な情報だ。先に言ってくれ。

さて、このコース。総額は「半年で」１５０万円以上と、飛び抜けて高価だった。全36回の施術料が約36万円。スーパーセラピュータなどの機材が約44万円。そして、ヘアケア製品が70万円近くを占める。１年で換算すると、２５０万円近くかかることになってしまう。

——えー、このコースですが……取る人いるんですか？

「いますよ。（と実績写真集を示し）やっぱり、それだけ効果がありますから」

実績写真集を見ていると、「リーブ21から来店」したという人の回復例を発見。そういえば、リーブ21では「バイオテックから来店」した人の回復例が載っていた。

やはりこの2店、かなり仲が悪いのだ。どちらもカツラ販売には携わらない育毛（発毛）専門サロンだが、片方はアデランス陣営と袂《たもと》を分かち、片方は傘下に残った。憎しみもひとしおだろう。文字どおり「同族相食《あいは》む」といった具合だ。

◆そんなガッつかれても困りますとです……

辺見さんは、にこにこしながらこちらを見ている。完全に私が、スーパーロイヤルコースを契約するものと思い込んでいる。私の服装を見てくれ。丸ごとユニクロのコーディネートだ。どうやって年間250万円も出せるというのか。私はわざとらしく腕時計を見る。

——あっと！　やべ！　時間だ！　えー、すんませんが、今日は忙しいので、ちょっと検討してから連絡します。

いきなり辺見さんの顔が曇った。

「検討するには、どのぐらいお時間が必要ですか？」

——やっぱり、かなりの高額になったので、どこまで必要かは自分で考えときます。

「どこまで必要か考えるのは私の仕事なんで、どこまで出せるかだけ考えてください」

と、挑発的な宣戦布告から、また戦争開始。

——けっこうな金もかかりますし、いまここで即断というわけにはいかないですよ。

「でも、継続しなければいけないので、とりあえず契約だけでもしていったらいかがですか？　すぐ終わりますし」

——いえ、すぐ終わるとかいう問題でなく、ゆっくり考える時間がいりますよ。

「考えるより、髪のことを優先してください。考えても髪が生えるわけじゃないので」

それでも私が拒否し続けると、次第に相手も譲歩するようになった。正メンバーズコースの基本セット、そしてさっき否定したメンズコースへと、どんどんとお勧めサービスが変わっていく。

「とりあえず、シャンプー買っていったらどうですか、７０００円ちょっとですから。とにかく、せっかくスタートされたんですから、このままいい状態を維持していかないといけませんので」

それも断ると、「じゃあ、いつ？　連絡は？」と恥も外聞もなく食いついてくる。

こうなると、こっちの気も完全に冷めてしまう。辺見さん、ちょっと商売っ気がありすぎじゃないかな。逆に契約取れないぞ。

「早めにお手伝いをしたいし、本部に言わなければならないので。今週中に必ずお電話いただけますか？　早ければ早いほどいいんです。いつ連絡くれますか？」

そうか、月末だ。もしかしてノルマが気になるのだろうか。

そういうことにはつきあってはいられない、とほとんど無理矢理といっていいぐらいの勢いで、店舗を出たのだが、ふと背後を振り返ると、辺見さんは情けなさそうな顔で、拝むような格好でこちらを見ていた。

うーん。あっちはあっちで大変なのかもしれない。なんだか、悪いことをしてしまったような気がしてならない。いつか別業種の店で会おう。辺見さん……。

足早に渋谷駅に向かって歩きながら、また後味の悪い取材になってしまったのを悔やんだのであった。

ふたたびリーブ21●激戦、金額交渉 金なら払えん！

2回目のリーブ21だ。サロン体験はまた別のオペレーター。前回と同じく施術が行われたが、こちらは割愛し、金額交渉に急ごう。

今回は、打って変わって、かなり若い女性が現れた。ほんの少し茶髪だ。自称自然派の会社としては、こういうの御法度じゃないのか、なんて思う。上司に指摘されたら、学校の生徒みたいに「違うんです、自毛なんです！」なんて言ったりするのだろうか。

さて、この人、誰に似ているか……？ タレントにあまり詳しくないから、底がついてきた。えーと、ふっくらしていて声が鼻にかかってるから、今回は山瀬まみさんということでお願いします。

◆健康食品勢ぞろい！

コースの金額説明の前に、健康食品の説明をしてもらった。3000～4000円程度が主流の市販のサプリメントと比べるとけっこう高額であるが、山瀬さんによると質がよいからとのこと。代表的な品名と値段を列挙してみよう。

ミネラル・ビタミン剤毛精（1カ月分60粒）1万7400円。

アミノ酸髪皇（1カ月分180粒）1万2600円。

青汁若葉の活力素（3g×90包）8500円。

キビのエキス髪精（1カ月分120粒）9000円。

まだまだ際限なくあるが、きりがないのでサプリ系はこのくらいにしておこう。

ほかに気になる周辺商品といえば、クマザサエキス天命水（40㎖）1万5800円。おなじみπウォーターが原料のアルファ水（180㎖）1890円。さらには、リラ・パワーと名づけられたマイナスイオン関連グッズも豊富だ。放射線を発する鉱石をパウダー状にして繊維に織り込んだベッドマットレス（2万3100円）や帽子（4720円）など、テクノヘアばりにマイナスイオンづくしである。

◆これがリーブ21の金額システムだ！

こうして、いよいよ本格的なコースの相談となる。

山瀬カウンセラーによると、1週間に一度、2時間の施術を受けながらホームケアを行うのが基本だという。また、1年以上のコースは「発毛しない場合は施術料金のみを返金する」保証の対象となる。

さて、メインコースの内訳からいこう。

まず施術料は表7のとおりだ。ホームケアセットは、育毛剤特製ヘアトニックABとシャンプーならびにスカルプコンディショナー。周辺機材として、低周波器パルシータ（5万1030円）ならび

表7　リーブ21の基本コース

コース	施術時間	価格
2年コース	200時間	306万7260円
1年半コース	150時間	238万560円
1年コース	100時間	169万3860円
半年コース	50時間	96万5160円
3カ月コース	25時間	56万9310円
ホームケアコース	5時間	29万4000円

表8　リーブ21の全額保証コース

コース	施術時間	価格
2年コース	200時間	745万5500円
1年半コース	150時間	572万2500円
1年コース	100時間	393万7500円

に高周波器テクノメイト（5万3550円）、エアシャポー（5万1450円）。以上が基本的な構成である。

そして、つぎのコースこそ重要だ。「万一発毛しなかった場合、すべての金額を返還する」というありがたい全額保証コース（表8）。

施術代だけが返還されるメインコースとは違い、周辺機材からヘアケア用品まで、一切合切が戻ってくる……らしい。

この金額に関しては、「発毛の喜びは何にもかえがたい」ということで、コメントを差し控えさせていただく。

――それで、こういったリーブの施術を受けると、どのくらいで毛が生えるんでしょうか。

「だいたい、3カ月くらいで土台ができて、半年くらいで抜け毛がなくなります。ちゃんと増えたなってわかるのに、1年はかからないくらいです。でも、安定するのにはまたちょっとかかりますから、1年から1年半というところですねえ」

――あるコースが終わったとしても、それですむんですかね。施術でよくなっても、このコースをずっと続けないと、またダメになるんじゃないですか？

表9　リーブ21の全額保証にならない3カ月、6カ月コースの料金表

H16.03.17改訂

3ヶ月コース

コース価格	￥　569,310
施術費用 ２５時間分	157,500円
消耗品 施術セット２５時間分	102,480円
特製ヘアトニックAB 23,100円×6セット	138,600円
シャンプー（３００ml） 4,725円×2	9,450円
スカルプコンディショナー（３００ml）	5,250円
バルシータ	51,030円
テクノメイト	53,550円
エアシャボー	51,450円
合計	569,310円
一般価格	684,330円

H16.03.17改訂

6ヶ月コース

コース価格	￥　965,160
施術費用 ５０時間分	304,500円
消耗品 施術セット５０時間分	198,030円
特製ヘアトニックAB 23,100円×12セット	277,200円
シャンプー（３００ml） 4,725円×4	18,900円
スカルプコンディショナー（３００ml） 5,250円×2	10,500円
バルシータ	51,030円
テクノメイト	53,550円
エアシャボー	51,450円
合計	965,160円
一般価格	1,212,630円

「それはないです。毛根が活性化して元どおりになるので、みなさん1年から2年通われて、それからやめていかれます」

――健康食品はやっぱり必要ですか？

「みなさん、青汁の活力素は必要ですね。天命水とかも。でも、やっぱり、その時々の状態で必要になってくるものが違いますからねえ。（健康食品に使っているお金は）みなさん、平均で毎月2万から4万くらいですかねえ」

◆険悪なムード

――この施術で、全体的な統計データというのはあるんでしょうか？　発毛成功率とか出ているんですよね。

「それは……個人のデータは取っているんですが、全体としては、そういうものを出してないんで」

このあたりから、山瀬カウンセラーの口調がぞんざいになってきた。

検討させてもらいます、と私が席を立とうとすると、「なにを検討するんですかぁ？」と喧嘩腰の口調で聞き返してくる。

――金銭的な問題に決まってるじゃないですか。

「それであれば、(金銭的に)どのくらい出せますか？」

山瀬はぶっきらぼうな口調でそう吐き捨てる。脅迫を受けているような気分だ。それが客に対する態度か？　おまえの頭皮チェックをさせろと絶叫しそうになった。

「双田さんは、1年半のコースがいいと思うんですけど。どちらにせよ、早めにスタートしたほうがいいですから、次回の予約を入れて、すぐにコースを始めるのがいいですよ。もう、今日の施術で頭皮の奥が活性化していますから、これを続けていかないともったいないですし」

1年半のコースは……238万円である。

――しかし、なかなかすぐに契約できる金額ではないですよ。

「お金でしたら、9分割払いは手数料がかかりません。たとえば9回払いにしますと、1回目が26万8560円。それ以降は、毎月26万4000円ですね。振り込んでいただければいいので」

――月26万はかなり厳しいですね。それ以上の分割回数だと？

「ローンになるので、ローン会社の手数料がかかってきちゃいますが、みなさんそれでもやってらっしゃいますよ。ある程度、払えるだけ払っておいて、残りをローンにすれば金利も少なくてすみますし」

しかしだ、そんなに急を要するのか、私の髪は？　238万円のコースを当然のような顔で勧められるほど？　自然治癒どころか、いずれ金銭的ストレスでガンになりそうだ。

……さて、どうする？　消費生活総合センターで思いついたみたいに、やってみようか？　クーリング・オフ？

よし！　やるぞ！

「それじゃあ……とりあえずこの3カ月を、ぜひ契約したいんですが」

と、心のなかで言いかけてストップ。

……いや、ダメだ。いくらなんでも、できねえ。契約恐怖症なんだ。ルポライター失格です。みなさん、本当にごめんなさい……。

それから、かなり長い間の沈黙が流れた。山瀬カウンセラーは詰問するように、じっと私を見つめている。私も気分を害して腕組みをしながら、口をつぐむ。とはいえ、あまりに苦痛だ。10分ほどで私は音を上げて、こう答えた。

「全額保証でないと安心できないが、全額保証は高すぎて払えない。そもそも、96・8％が生えるなら、全額保証がつかないメインの1年半コースでも、明確な効果がなければ全額返金してもらいたい」

というか、そうすべきだ。そう宣伝しているんだから。それだけの発毛成功率を達成しているなら、仮に生えない3・2％に返金したって、痛くも痒くもないでしょう？

山瀬さんは「それはむずかしい」と答える。

――てことはですよ、ほんとに、生えるんですか？　円形脱毛みたいなのなら、ものすごく生えると思うんですが、進行した男性型脱毛も生えるんですか？

「(憮然《ぶぜん》とした表情で)生えます！」

堅い、見上げるほどの堅い意志だ。それからまた、しばらくの無言状態が続く。

私は腰を上げ、ごく自然にプラン表を回収して鞄に入れた。山瀬さんも舌打ちしかねないような表情で立ち上がる。カウンセラーとの間によからぬムードが流れたことは何度となくあったが、ここまで険悪になったのは初めてである。

これはリーブ21に限ったことではないのだが、若いカウンセラーは営業成績を上げたいばかりに逆効果な接客をしがちなようだ。一回目の江川カウンセラーならば、こうはなっていないのではなかろうか。私は、そのまま店を出た。もちろん、出口までの見送りもなかった。

しかし……リーブ21がもっとも印象的なサロンであったことは確かである。日本毛髪業協会側のサロンとは明らかに違ったムードをもっていた。自らの施術に対する絶対の信頼というか信念というか――。

仮に、あの熱意が客にその効果を信じ込ませるとしたら、「発毛成功率96・8％」なる、現代科学も自然の掟も、なにもかも超えた力が働くのかもしれない。なにしろ、イメージの力は偉大だ。性格は免疫力ともかかわるし、事実、ポジティブな思考はガンの進行すらも抑えることがあるというし。

◆わからないことが多すぎる

このあと、私はクリエーションへアーズとへアリジューという日本発毛促進協会所属の発毛サロンを取材した。前者は、アロマテラピーと東洋医学のツボ押しを併用した施術を採用しており、後者は「真空含有発毛機」というプロピアのg・d・sとそっくりの機械が売り物であった。しかしながら、具体的な施術方針や内容において、ほかのサロンと重なるところも多いので、紙幅の関係から詳細なレポートは割愛させていただく。

さて、本来ならばここで取材は終了、お勧めサロンの検討に入る予定だったのだが……。現段階では、どうにもむずかしい。サロンの取材だけでは、わからないことが多すぎるからだ。

まず、私自身の脱毛の状況がさっぱりわからない。早くなんとかしなくてはいけないと説得するサロンが多い一方で、アートネイチャーとへアリジューの2つでは、「いまのところ年齢相応で、さして問題はない」と判断されている。また、男性型脱毛や脂漏性脱毛をはじめ、さまざまな症状名が出てきたが、サロンごとに診断がばらばらで、一致をみないことも気にかかる。

もうひとつは、サロンが扱えない未承認薬の詳細についてである。いくつかのサロンでは、ミノキシジルなどの未承認薬を徹底的に非難していたが、本当のところはどうなのだろう。もし、副作用のわりに使える薬だったら、これを使えばすべてすんでしまうのではないだろうか。

ここから先は、実際に医者を当たって意見を聞いてみるよりほかはない。取材は継続、第Ⅱ部は「医療編」として再スタートを切ることにしよう。

ただし、医者に行く前に、ひとつ片付けなければならない仕事があった。私の脳裏から離れないあの説——脂は人体にとって悪いものではないという「非常識健康法」の実態の確認を、先にすませておくべきだろう。

上野公園●きれいはきたない、きたないはきれい？

ということで、今回は第Ｉ部の締めくくりとして、上野公園の潜入取材、ホームレスのハゲ率統計調査である。

◆暫定ハゲ率30％

さて、西郷像前を起点にして調べはじめよう――と思った矢先からつまずいた。確かに、ホームレスはいっぱいいる。みんなベンチに寝転んだり、ぼんやり膝をかかえて座っていたりする。だが、半分以上が帽子をかぶっているのだ。昼でも眠れるように、みんなツバのあるキャップをかぶっている。しかも寒い。もう冬が近いのだ……。私だって帽子が欲しい季節だ。帰るか――とも思ったが、電車代をムダにするのももったいないので頑張って数を数えることに。前頭部から頭頂部にかけて、明らかに毛量が少なければハゲとみなす。

上野西郷像前　帽子7名。フサ5名。ハゲ2名。
上野の森美術館周辺　帽子3名。フサ3名、ハゲ1名。
東京文化会館周辺　帽子3名。フサ1名。ハゲ1名。

……キリがない。しかも、自分の立てた基準が客観的かどうかもわからない。いくつかの微妙な例については、はっきり言って自信がない。おいこら、そこのおっさん動かないでくれ。統計が狂うじゃないか。

やっぱりやめるか、と真剣に悩みはじめたところ、遠くでなにやら人だかりが見えた。東京国立博物館近く——あれは恒例のキリスト教系宗教団体による炊き出しである。

ラッキー、あそこで一網打尽!と、さっそく駆けつける。大漁だ。炊き出しを待つ人の群れが列をなしている。一列には20人以上が並んでおり、全部で20列。周囲にもうろうろしているし、しかもまだ増えてくる模様。

みんな、たくさんの荷物をかかえている。そんなに小汚くない。当たり前だが、肥った人が一人もいないのは興味深い。なかにはしなびたスーツ姿のまだ30代と思われる人もちらほらいるが、年齢は50代が中心であるように見える。厚労省の全国調査でも、ホームレスの平均年齢は55・9歳とあったが、ここでも当てはまるのかもしれない。

ただ、残念なことにお目当てが見つからなかった。あのいわゆる苦行僧じみた姿——垢まみれでものすごい長髪の浮浪者がいないのだ。

ともかく、早くしないともっと増えそうなので、あわてて統計を取りはじめる。とりあえず列に並んでいる人だけにしぼると、約400人。そのうち帽子組が200人弱で、約半分を占めた。頭頂部が薄い人は60人程度。ほかは問題ないか、判別がつかない程度が約140人ほど。

まあ、だいたいだが暫定ハゲ率は30%前後と把握した。けれども、前からは見ていない。あくまでも後ろからの観察である。前方に回ろうかと考えたが、なにやら宗教団体のみなさんが賛美歌などを歌い出したため、どうにも行きづらい。ほぼ50代以上で、てっぺんがいくらかでも薄くなっているのが3・3人に1人というのは、これは割合として多いのだろうか……。

アデランスの04年度の調査では、日本の成人男性における薄毛率は26・05％であったという。これは、第一回調査結果（82年度）の1・67倍で「推定薄毛人口は1293万人、3・8人に1人が薄毛」で、「アジア地域では日本がトップ」とのことだ。

調査母体は9655人。チェックポイントは「前頭部の生え際が明らかに後退」「頭頂部やつむじ周辺の毛量が、その他周辺の毛量と比べて明らかに減少している」の二点だ。

割合だけ比べれば、上野公園のハゲ率のほうがちょっと高い。ただ、こちらは50代以上が母体となる集団だ。後頭部だけの判断だが、もしかして……この結果はけっこうイイ線いっているのではないだろうか？

◆洗髪回数週一～二回

こうなったら個別に攻めていこうと、列から離れた場所をうろついている人をとっつかまえて、片っ端から洗髪回数を聞いてみることにした。とはいえ、考えてみればあまりに失礼な質問なので、ついつい髪には問題がなさそうな、しかもそこそこキレイな身なりの人に声をかけてしまう。それでも、たいていは逃げられた。2～3人のグループでないと、話をちゃんと聞いてくれない。やっとデータが取れたのは20人。年齢は30代前半〜60代前半といったところだ。

シャンプーなど洗浄剤を使っての洗髪回数は、週2回という回答がもっとも多く10人。ついで、週1回が5人、数週に一度が3人。一日おきが2人いたが、毎日洗うという人はいなかった。

傾向としては、（当たり前だが）浴場設備が整っている自立支援施設や簡易宿泊所などで寝起きしている人に洗髪回数が多い。テントで暮らしている人は、ほとんどが週に一回の洗髪である。とはいえ、洗浄剤を使わないだけで、公園の水道で髪を水で流したり、体をタオルで拭いたりということは、季節によっては毎日行っているとの答え。

使用する洗浄剤は、固形石けんが15人と圧倒的に多かった。残り5人は、市販シャンプーである。固形石けんを使用する理由は、「持ち運びやすいから」また「洗濯にも使えるから」だった。

最後に私は、噴水近くのベンチにたむろしている5人の中・高年グループに接触した。こちらの経過はなかなか面白かったので、実況で記述しよう。全員、髪がそろっているのを確認して、私はおもむろに彼らに近づき、取材意図を話した。

自称へアジャーナリスト、双田譲治と申します。ちょっと皆様にお聞きしたいことがありまして。えー、一般的に髪を洗わないとハゲると言われているのですが、それが事実かどうか調べているんです。みなさまの洗髪回数を、ぜひとも教えていただけないでしょうか？

すると、モサモサのカールヘアに、のっぽさんがかぶっているような帽子をのっけた佐藤蛾次郎似の男性が、「そんなことあるわけないよ、洗わなきゃハゲるなんてさ」と突っかかってきた。

「汚い、汚いって言うけど、俺たち汚くないんだからさ」

いきなり誤解されているようだ。

個人的には洗いすぎこそ問題かなと思いまして……と私はフォローを入れる。

「そうだよ、洗えばいいってもんじゃないんだからさ」

と、蛾次郎さんは続ける。

「ほら、みんな髪にクリームだのつけるでしょ、それがダメなんだ。ああいうせいで髪が抜けんだからさ」

すると、傍らの北島三郎似で斜視のおっさんが私の胸を突きながら、意味もなくでかい声で叫ぶ。

「食べ物なんだよ！　悪いモン食ってるからだよ！　だからハゲるの！　あとは何もないの！」

蛾次郎さんも、うなずきながらおっしゃる。

「そもそも、おまえら若いの、みんな金儲けに騙されているわけだからさ。それでいらないもん買わされているんだよ、それで体悪くしているんだからさ」

北島三郎はいっそう興奮し、斜視をひどくしながら、「食べモンだよ！　食べモンだよ！」と絶叫する。

「そもそも食べすぎなんだよ。考えてみなよ、俺たちのじいさんばあさん、なに食ってた？　あんまり食ってないんだよ。一日一食とか平気だよ。栄養はそんなにいらないんだよ。見ろ、俺の頭！」

誇らしげに突き出すその頭には、びっしりと灰色の毛が生えそろっている。

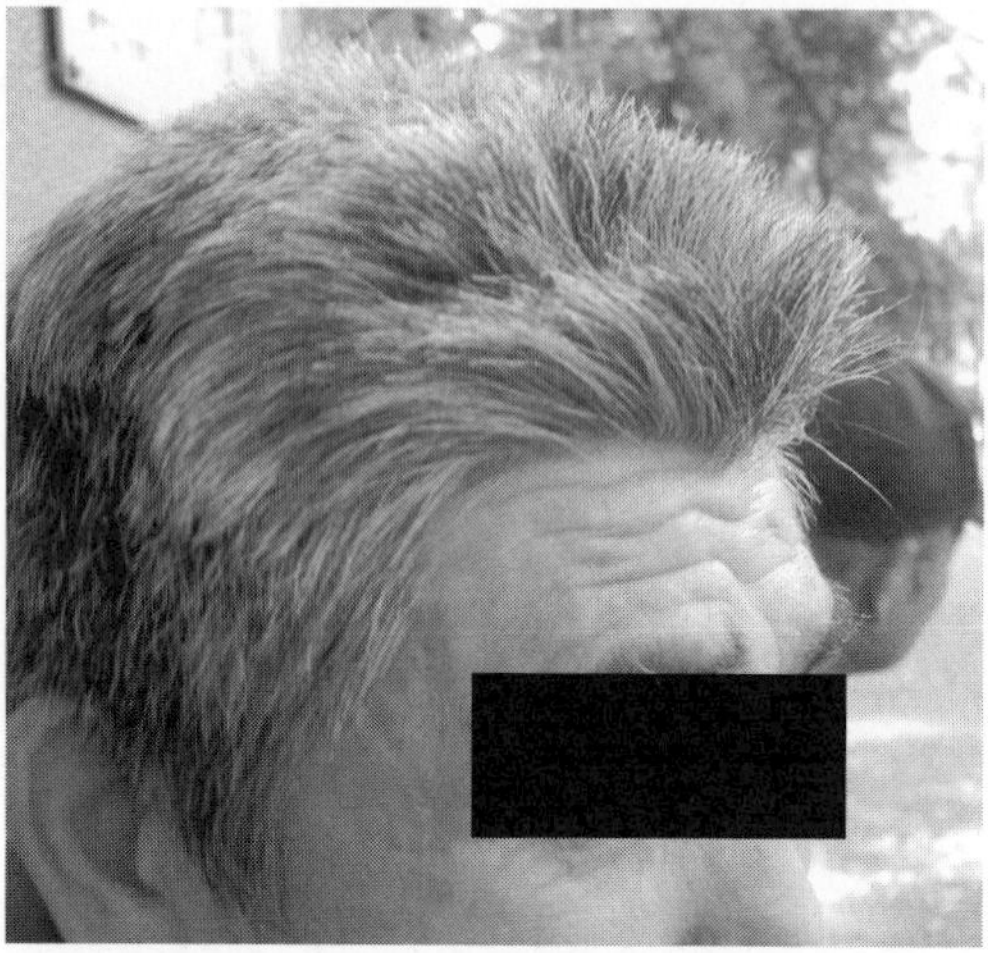

運よく撮らせていただいた。洗髪回数は「週に２回、石けんで」

◆脂なんて毎日取るものじゃないよ

「……つまり、よけいなもの買ってるんだよ、おまえらみんな」

蛾次郎さんがまた会話に入ってくる。

「だから、髪が抜けたり病気になるんだよ。シャンプーだのなんだの、いらないもの買わされてるからさ」

彼は、そういって溜め息をついた。

「脂なんて毎日毎日取るものじゃないよ。何千年も、何万年もそんなに取ってこなかったんだからさ。何千年も、何万年も。もうこの世は全部、なにもかも間違っているんだからさ」

おお、かなり偏見が混じっているとはいえ、これこそまさしく現代文明に背を向けて生きる哲人の知恵なのかもしれない。

「きれいはきたない。きたないはきれい」——そんなシェークスピアの一節が脳裏に思い浮かぶ。帽子からはみ出たもじゃもじゃの髪も、その正しさを雄弁に物語っているではないか！

私は、ぜひ、そのフサフサの頭を写真に撮りたいから、帽子を取ってくれないかと蛾次郎さんに頼み込んだ。

「いや……ダメだ」

――お願いします！　取材なんです。証拠が欲しいんです！

「……俺さ、これ、部分カツラなんだよ」

――え？

私は数秒、固まってしまった。このショックは、アートネイチャーのカウンセラーの告白を聞いたときの比ではない……。えーと、部分カツラ？　なんで、そんなものをかぶっているんだ？　場も、しんとしてしまった。どうやら、私はやってはいけないことをやってしまったらしい。

突然、蛾次郎さんの隣に座っている丹波哲郎似の白髪の老人が、怒鳴り声をあげた。

「おい、お前！　いきなり人の髪がどうのこうの失礼じゃねえか？　いい加減にしろ！」

ヤベエ……、殺られる！　私はすかさず非礼を詫び、取材のお礼に缶コーヒーでも買ってまいりますと、情けないフォローまで入れてしまった。

丹波哲郎は「それじゃ、俺、ロング缶な」などと言い出す始末。

こうして完全にパシリと化した私は、自販機を探して歩き出した。

◆真実か……世捨て人のたわごとか……？

缶コーヒーを携えて戻ってくると、北島さんしか残っていなかった。これ以上の長居は無用と、私は彼に缶コーヒーをすべて渡して即退散。

北島さんは最後に「取材がんばれよ！」と大声で励ましてくれたのだが……。残念ながら、今回の取材は、成功とは言いがたい。ホームレスにハゲは少ないという立証はできなかったし、洗浄剤を使った洗髪回数が週に1～2回程度というデータも、たかだか母集団が20名の調査だから、あまりに不十分すぎる。はっきりしたことはなにもわからなかったに等しい。

ただ、私にとっての収穫といえば、あのホームレスの一人が言った言葉だ。

「脂なんて毎日毎日取るものじゃないよ、何千年も何万年も、そんなに取ってこなかったんだからさ」

これは、しごくまっとうに聞こえる反面、いま主流のスキンケアからすれば、とんでもない非常識になってしまうのだ。これは、世捨て人の単なるたわごとにすぎないのだろうか……？　第Ⅱ部では、医者相手に、こうした素朴な疑問をぶつけていくことにしよう。

第Ⅱ部　医療編

日本毛髪科学協会●あなたは正常 ノイローゼ青年、大いに叱られる

後半戦のはじめは、日本毛髪科学協会。毛髪と皮膚についての正しい知識を広く一般の人びとに理解していただくために、66年5月、厚生大臣（当時）の認可を受けて設立された公益法人である。北海道、東北、東京、長野、愛知、近畿、九州に7つの支部がある全国組織だ。医者ではないが、もちろん育毛サロンでもなく、中立団体である。そこで、前哨戦として潜入することにした。

ここは4200円で毛髪検査を行っている。商売抜きで私の髪を判断してくれるのだから、育毛サロンとは違った判定をいただけるのではなかろうか？

◆関口さん登場！

場所は、新宿御苑からほど近い新宿一丁目。内部は普通の事務所といった感じだ。コピーをとっている女性に声をかけ、しばらく待っていると、いい感じにしなびたおっさんが現れた。50代はじめ、といったところだ。眼鏡をかけていて、髪は年齢相応よりいくらか薄い感じ。生え際と剃り込みには、てらてらと輝く頭皮が透けている。関口宏が眼鏡をかけて、もっと後退したら、こんな感じか。

「じゃ、ちょっとお話しましょう」と歩き出す関口さんについていくと、かなり薄くなったすだれハゲの中年男性が書類を持って目の前を足早に通り過ぎ、思わず、呆然《ぼうぜん》と眺めてしまう。育毛サロンではまったくありえない、リアルな風景である。

相談場所は、事務所のど真ん中。オープンスペースもいいところだ。落ち着かない。視界の端で女性従業員がお茶をすすっている。ちょっと、ありえないぞ。こんなところで、なにを話せというんだ。

「で、あれですか、髪のご相談ですよね」

――(やけくそで)ええ、かなり悩んでまして。もう、かなりまいってます。

育毛サロンには行ったかという質問に、私は、ぼんやりしていて、ついつい正直に答えてしまった。アートネイチャー、アデランス、プロピア、バイオテック、などなど……。

関口さんは、あっけにとられた顔をして、はあ、そんなに……と言った。やべえ、一社ぐらいにしとけばよかったんだ。全部言う必要なかった。関口さんの目つきから判断するに、どうも私はノイローゼ気味な人に思われてしまったようだ。

「……で、サロンではどんなことを言われましたか?」

髪は脂で抜けるらしくて、根こそぎ取られましたと告げると、とにかく状態を見てみましょうということになった。

事前に30本もの(育毛サロンでは10本程度であった)抜けた毛を持ってこいと指示されていたことを思い出し、ごそごそと鞄《かばん》の中を探す。その拍子に、『ハゲを生きる――外見と男らしさの社会学』(須長史生著、勁草書房、99年）という緑色の本がどさっと落ちた。やってしまった。さらにノイローゼ疑惑を倍加させるアイテムのお披露目だ。平静を装ってそれを拾い、ビニールパック入りの毛髪を渡す。

関口さんは複雑な表情で抜け毛を受け取ると、私を奥の研究所的ゾーンへ案内した。

◆研究室でヘアチェック

黄色い液体が乾いているシャーレやら、木の枠に突き刺さってアンデスの笛みたいに並ぶ大小の試験管、段ボール箱いっぱいのクスリの瓶、そんなものが上九一色村《かみくいしき》風にどかどかと机の上に積み重なっている。どうやらここでは、頭髪用化粧品に関する検査を行っているようだ。

隅っこのディスプレイの前に案内され、イスに座って頭皮にスコープをあてがわれると、画面にはおなじみの頭皮が映し出された。

——脂、やっぱ多いですか？

「ないことはないけど、あるほうではないねえ……まあ普通」

——これ、こういう根元にポツポツと白いのがあるじゃないですか？　これがまずいらしいんですが……。

「このぐらいでは問題ないですよ。まあ、誰にでもよくあることです。あなたは、毛穴ひとつから毛が3本くらい生えているところもあるし。結局、販売促進策だったら、どこを撮るかでどうとでも言えるじゃん？」

――（じゃん……って、なに？と心のなかで突っ込みをいれながら）ということは、全然、健康なんですか！

「いや、この部分はそうでもない」と関口さんはディスプレイを指し示す。側頭部のうっ血だ。1カ月前バイオテックのときに見つかって、それ以来消えていないのだ。かなり皮膚がダメージを受けているという。

――脂が酸化して炎症になったんですかね。

「いやあ、まさか。これ強くこすりすぎたか、かぶれたか、そういう炎症だよ」

私は育毛サロンに通うようになってから、自分ではことさら丁寧に洗うことを心がけてきた。これは、「洗い」すぎたのでなく、サロンで「洗われ」すぎたのではないのか？

「優しく洗えばいいんだよね。まあ、皮脂のせいで抜けるということは通常はないから」

関口さんは諭《さと》すように言う。

「それじゃあ、毛根検査もいちおう、してみましょうか」

◆全然、正常じゃん？

関口さんが用意するのを待って、毛根検査のスタート。ディスプレイに、顕微鏡が拡大する私の毛根の映像が映し出される。

「全然、正常じゃん、これ」

正常とはどういうことか聞くと、「マッチ棒みたいになっている、ということ」

――いや……ですが、これ、根元が膨らんでないから典型的な男性型脱毛って言われたんですが。

「んなことない。これ、このぐらい普通です。少し膨らんでいるくらいで大丈夫。男性型に関してはわからないの。その形からでは」

どういうことだろうか。関口さんはディスプレイに映る私の毛のうち、とりわけ細く短く弱々しい一本を示し、こう言った。

「男性なら誰にでも少しはあるけど、たとえば、こういう感じが男性型の毛」

――あ、つまり、男性型脱毛の毛って……。

「そう、毛全体の大きさが小さいもの。ミニチュア版というだけ。つまり、細くて小さい毛がいっぱいあったら、男性型の可能性が高いの」

そうだ。男性型脱毛というのは、サイクルが短くなって毛が縮小するものであった。関口さんは続ける。

「毛根の大きさは人それぞれだから。当人の髪のなかでの大小で比べないとダメ。毛根からではわからない。必ずそういう見方をします」

この方法が正しいなら、男性型脱毛におけるサロンの診断は、毛の太さに対して毛根がどうのという話だったから、見当違いである。毛根の大きさには個人差がある。少々小さめだからといって、男性型脱毛だなどとはいえないのだ。私はいくつかのサロンで受けた断定的な暴言の数々を思い出し、憤慨しながら、あらためて自分の毛をチェックした。結局20本につき、明らかに細く弱々しい毛といえば3本程度しか見つからない。1割強。

では、どの程度、細毛が混じると危険なのだろうか？

「誰でも、細い毛は1割くらいはある。まあ、3割超えるとどうかなって感じで、もっとあると、男性型脱毛かな」

しかし、ちょっとした疑問も頭に浮かぶ。このように洗髪後の抜け毛を採取するという方法では、拾いやすい太い毛ばっかり選んでしまう傾向があるだろう。

「そう、だからたくさん集めて平均化するのがいい。われわれでは、最低20本。わからなければ30本、ちゃんと見るには40本と考えてます」

もっと厳密にするには、シャンプーで抜けた毛全部から判断すればいいとのこと。

「ただし、あなたの場合はどうかな……これ見ても1割程度だし、まあとりたてていま男性型ということはないと思います」

◆洗う回数より食生活

私は、勧められる洗髪の頻度を聞いてみた。

「それはね……」

と言って関口さんは立ち上がった。

「ちょっとこちらに資料がありますから」

私は関口さんのデスクに連れて行かれた。パソコンの画面には、縦軸にパーセンテージ、横軸は時間に設定されているグラフが広がっている。グラフの中では、一本線が徐々に右肩上がりに上昇している。

「この線がね、洗髪したあとの皮脂の回復を示している」

それを見ると、洗髪直後でも皮脂は20％ほど残っているようだ。

「シャンプーで洗っても、全部取りきれはしないわけ。で、どんどん皮脂量は回復していって、6時間後には80％。24時間後に100％。一日で元に戻るわけ。だから、毎日洗っても問題ない」

私はグラフをじっと見た。しかし、24時間できっかり100％回復なんて、ちょっとできすぎてないか？

――これが正しいとして、皮脂が回復した直後にまた洗うわけだから、結局、皮脂腺はフル活動しっぱなしということになりませんか。

「いや……まあ、そうでもない」

――あるいは、逆に24時間以上洗わないと、皮脂が過剰になって不健康ということになるんですか？

「まあ、そこまでも言えない。そこらへんの実際はよくわからないという面があるんで。つまり、これは、頭はあんまり洗わなくていいと言う人がいますが、まあこういうデータがありますので、それは違うでしょうということを示したデータなんです」

む？「頭はあんまり洗わなくていいと言う人」とは、五木氏のことか？　くそ、助太刀せねばなるまい！

——でも、毎日洗うなんてつい最近の現象ですよね。毎日洗うのがいいと勧めるということは、それ以前の時代の日本人や、いまだに頻繁にシャンプーする習慣がない地域の人は、頭髪や頭皮が不健康だったと否定されることになるんでしょうか？

「……うーん。いや、現在の皮膚医学では、そちらのほうが健康ではないかということです。よくわからない。だから……食生活だと思いますね、最近の人の髪が悪くなったのは。髪は血餘《けつよ》っていいますから、体が健康なうえで生えるものなんですよ」

関口さんは、続けて食生活と脱毛の原因を説明してくれた。マウスの実験では、自然食と高脂肪食をそれぞれ与え続けて比較した場合、カロリー過多のマウスのほうは毛も生えにくく、死亡率も高いとのこと。

「あと、沖縄って長寿の国じゃん？　でも、沖縄の平均寿命は日本で23位なの」

どうやら、そのようらしい。正確には26位であるが、沖縄の男性の平均寿命はがっくりと低迷しているのだ。

「つまり、若い人や中高年の人がよく死んじゃう。なぜか？　その原因のひとつに、あそこは米軍基地があるから、アメリカの影響が強い。そのせいで、子どものころから高カロリー食ばかり食べ続けている。そうすると——」

そういえば、ハンバーガーばかり食べ続けると人間はどうなるのかを実験したドキュメンタリー映画『スーパーサイズ・ミー』(モーガン・スパーロック監督、クロックワークス配給)というのがあった。まだ見ていないが、結末はどうなるのだろうか？

「そうすると、どうなるか？　早く死んでしまうんだよ。それで食生活改善運動を行ったら、死亡率がものすごく下がった地域が、実際に沖縄にある。なんにせよ、食べ物は寿命すら左右するから、髪みたいな余分なものはまっさきに影響を受けて当然ですよ」

関口さんによると、あまり欧米化されていない食べ物、つまり和食がお勧めだという。とはいえ、とりたてて髪によい食べ物というのはないそうだ。結局、なによりもまずいのは「若い人が気にしすぎていることかもしれない」と、彼は付け加えた。

「髪にまったく問題ない人がね、ここにもたくさんやってくるんですよ」

明らかに私を意識した発言だ。懸念していたことだが、ついに説教モードに入ってきたぞ……。

「そういう見栄えとかを異常に気にする社会になってきた。私なんかはね、髪に対する意識なんていうものは、かなりつくられたものだと思ってますよ。だから、もう……心配するな！」

——(ビビって)は、はい！。

「……って言いたい。男性型脱毛は、男性特有の老化現象なので仕方がない。遺伝的にも大きく左右されるし、ホームレスなんてあんなにしてても、ハゲない人は全然ハゲないでしょう」

——そう、それもお聞きしようかな、なんて思ってたんですが。あんなに洗わなくてもハゲないっていうのは……どういうことですか？

「男性型脱毛のケがない人は洗おうが洗うまいが、脂が詰まろうがどうしようが、ヘッチャラです」

――ヘッチャラ……。じゃ、なぜ誰もみんな、こまめに洗うんですか？

「んー……」

と、関口さんは詰まってしまった。

「まあ、清潔であるにこしたことはないでしょう」

◆男性型脱毛はホルモン感受性の問題

つぎに、関口さんは、5αリダクターゼがデヒドロテストステロンをつくるという説明を始めた。

――ええ、聞いてます。そのデヒドロテストステロンが多いとハゲるようなことも聞かされました。

「いや、違うの。ホルモンが問題なのではなくて、デヒドロテストステロンを受け取るレセプターの感受性が高い人がハゲやすいんだよ」

育毛サロンでは決して聞けなかった説明だ。松崎貴氏の『毛髪を科学する――発毛と脱毛のしくみ』（岩波科学ライブラリー、98年）からこのあたりの詳細を引用してみる。

「男性ホルモンが多いために薄毛化がすすむのではなく、遺伝的な要因などによって男性ホルモンに対する感受性、あるいは遺伝子を受け取った後のプログラムに個人差があるために、男性ホルモン血中濃度が同じでも男性型脱毛が起こらなかったりするのです」

また、同書では、「前頭部の毛包と後頭部の毛包との間では男性ホルモンレセプターの量や5αリダクターゼの活性の差はみられなかった」という事実もあげられている。やはり、レセプターの感受性が部分的に高まることが、男性型脱毛の根本原因のようだ。

——この感受性を抑えることはできないんですか？

「それは遺伝子の問題だからできない。けれども、仮に感受性が高くても、5αリダクターゼの作用を阻害すれば、デヒドロテストステロンもできないから、結果的に脱毛は抑制できる」

そして、関口さんは、フィナステライド製剤、つまりプロペシアを例としてあげた。現在、医療用薬物として厚生労働省の承認待ちの毛髪治療用抗男性ホルモン薬だ。以前も述べたが、これは育毛サロンで扱える生薬由来の5αリダクターゼ阻害成分などとはケタ違いのものなのだ。彼によると、5αリダクターゼはタイプ1と2の2種類の酵素があり、プロペシアはそのタイプ2を強く阻害するという。

ちなみに、プロペシアの説明書の「臨床薬理学」の項目を読むと、タイプ1酵素は、頭皮をはじめとして皮脂腺の大部分において優勢であって、全デヒドロテストステロンの3分の1を生成しているとある。これに対してタイプ2酵素は、髪の毛包組織、前立腺、睾丸などに存在し、全デヒドロテストステロンの3分の2を生成するという。

——片方を抑制するだけでは不十分じゃないのですか？

「まあ、両方を強く阻害する薬もあるけれど、プロペシアと比べてほとんど効果が変わらないんだよね」

つまるところ、脱毛は毛包組織内のタイプ2酵素によって引き起こされると考えてよいようだ。

◈プロペシアのリスクとリターン

「まあ、そういうことで世の中にはいろんな説にもとづいていろんな薬がありますけど、いいですか、医者はなんでも処方しますから……」

あなたみたいな人は気をつけてください、と言わんばかりだ。

「まだどこの国でも認められていないものでも、輸入しちゃって使いますから、一部の医者は。治験（臨床試験）薬としても使えるでしょ、ああいうふうに投与するんです」

いずれ、医療クリニックにも乗り込むつもりでいたのだが、こんなことを聞かせられると、ちょっと怖くなってきた……。

「たとえばね、プロペシアにしろ、男の赤ちゃんが奇形になるということが知られている。それも、いろいろやってわかったことで、薬には、あとから副作用が判明することがあるんです」

――だけど、欧米をはじめ外国では、医療用薬物として毛髪治療に使われてますよね。

「でもね、こういう薬は発売前の治験でも2年ぐらいの臨床データしか取りません。だから、プロペシアでもまだ5～6年のデータしかない。若い人が十年、数十年使った場合、どうなるかわからないですよ」

なんということだ。プロペシアは男性型脱毛症の人にとって「最後の光」と騒がれているものなのに。やはり、危険なものなのか？

「まあ最低でも、子どもをつくるときは断薬するね。それ以上に、人間の体はすごく複雑なんです。なにか薬を与えたときに、その人にどういうことが起こるかはわからない。とくに、こういうホルモンをいじるような薬は」

むずかしい問題だ。ずば抜けて効果があるならば、ある程度の副作用なら甘んじて受け入れる人は大勢いるだろう。私の髪だって、将来どうなるかわからない。すべて、リスクとリターンの兼ね合いが重要ではないだろうか。

「副作用はあっても、効くことは効くんですよね」と念を押してみるが、関口さんはどうも渋い顔をする。彼によると、薬には一般的に有効率というものがあり、どんな薬でも6～7割は保証されているという。

「ただしね、それがまあ、発毛剤の場合、産毛程度のものも勘定に入れている。リアップにしろプロペシアにしろ、満足できるかなっていうレベルだと、1割からまあよくて3割、その程度。たとえば、もしリアップがよかったら、育毛剤はリアップだけになってるはずでしょ？　でも、そうはなってないでしょ？」

——言われてみれば、そうですが……。

「まあ、プロペシアに関しては、投薬前の遺伝子検査で、効きそうな体質があるかどうかはある程度わかります。受容体の感受性が高いかどうかがわかるんです」

たとえばこの近くの城西クリニックあたりで実施している、と関口さんは付け加えた。ナイスな検査じゃないか。将来、自分が男性型脱毛でハゲるかどうかも、予測できるという。ただし、遺伝子情報を他人にさらしてしまうことになるが――。

私の目がきらりと光ったのを見て、関口さんはあわてて補足する。

「でもね、こういう薬物治療は月3万くらいかかる。さらにね、ああいうものは、始めたらずーっと、でしょ。やめると、もうダメなんだから。安易にはできませんよ」

◆育毛剤が効かない理由

それでは代替療法《だいたい》としてはなにが適当なのか、ぜひ知りたいところだ。自宅で医薬部外品などの育毛剤を使用することは、どの程度、効果的か聞いてみた。

答えは、「まあ少しは効く人はいるでしょうが」。やはり積極的ではない。それはそうである。育毛剤が効かないのにはわけがあるのだ。

数々の育毛剤の研究開発に携わった武田克之氏の著作によると、現代の育毛剤は、その開発段階において、「①生理機能の活性化、②血管作動性の増強、③酸化還元機能の亢進、④毛髪代謝の賦活」という条件を満たしたものについて、「動物実験を行い、育毛効果をたしかめて、同時に安全性の試験も行」ったものだという。具体的には、小動物の毛を剃って皮膚の生理機能を確認したり、耳に穴を開けて血管新生の具合を確かめたりして、効果が測定される。このように、哺乳類一般の体毛を対象に試行錯誤が行われているレベルなのだ。

「発毛の機序が解明された現在でも、残念ながら生育に関しては科学的にほとんど解明されていないと言わざるを得ません。(中略)毛の発生はさせられるが、正常のヘアサイクルを持った毛にはできないのです」(井上哲男・八木原陽一『毛髪の科学と診断』薬事日報社、02年)

男性型脱毛の頭皮において発毛を促す段階は、まだまだ先のことである。

——まあ、私の場合、一度育毛剤でかぶれたこともあったので、なかなか使いづらい面もあります。

「いや、そもそも育毛剤のなかには、かるーく、わからないくらいのかぶれを起こさせて生やさせるというのがあるんですよ。こういう刺激が人によっては効くということもありますから」

「刺激療法」。円形脱毛患者に対してよく行われるのだが、皮膚がかぶれるほどの強い刺激を与え、休止期毛の細胞分裂を強制的に再開させるというものだ。たとえば、かつて大ブームを巻き起こした101という育毛剤は、この手の極端なケースだった。成分がすべて明らかにされなかったため、国内では承認されなかったが、中国で行われた毒性検査では、ラットの奇形を生み出すなどの報告も見られたという。毒物に近いような刺激成分が混入していた疑念は消せない。

◆気にしないこと

「でもねえ、一番重要なのはねえ、気にしないことです。われわれが見てもね、全然、まったく心配ないのに、仕事が手につかなくなっちゃっている人なんかもいっぱいいるんだよ。これはね、もう当たり前だけども、髪がなくても元気にしている人はいっぱいいます。ある程度まで追いつめられたら、もうこれでいいんだと考える。自分のもっている可能性から考えたら、髪なんてほんのささいなことでしょう。ねえ、どうして、そうならないのかと！」

――（ビビって）い、いや、まあ、テレビや雑誌でいろんな宣伝やってますよね。ああいうせいもあると思いますけども。

「まあ、あれだけ宣伝していたら、普通の人はテレビの言っていることが正しいと思うしねえ。だから、あなたも、そんなにとらわれない。それでひきこもりになったりね、ノイローゼっぽくなってですよ、あなたも自分でいろいろ調べているみたいだけど……」

――いや、私はひきこもりでは……。

くそ、完全に勘違いされている。ノーモア説教。話を変えねば。

――それで、あの、最後にですね、毛髪診断士について聞きたいんですが。育毛サロンのカウンセラーとかは、ここの資格をもっているんですか？

「（困った顔で）ええと、それはねえ……アデランスとかアートネイチャーは、もともとここの会員だったんですよ。法人会員だったんですけどねえ」

――どうなったんですか？

「やめてもらったんですよ、こちらから。リーブさんはもう、はじめから断っています。アデランスさんとかでもね、あまりにもたくさん、消費者センターとかに非難の声が届いているんでね」

――まあ、そういう感じですよね……。

「私らは社団法人なので、育毛サロンのように、なにかを勧めたりはしませんが、ここで調べて問題があったりした場合、必要であればお医者さんを紹介することはしてます。まあ、ウチでは皮膚科とか、偉い顧問の先生がおりますからね」

そう、私としてもつぎは、とっても偉い先生のいる皮膚科を訪ねてみるつもりなのだ。

「まあ、でも」と関口さんは立ち上がった。

「いずれにしても、治らない人は治らない」

ほとんど自分に言い聞かせているような印象であった。

相談料4200円を関口さんに手渡し、日本毛髪科学協会の取材は終了。かなり有益な取材であった。どうも、私は客観的に見ても「全然心配ない」程度のようだ。また、いまのところ男性型脱毛でもなさそうである。

とはいえ、適切なスキンケアと将来的な脱毛への対処――つまり、よりよい洗浄剤と、未承認薬の詳細――この2つは未来の私のために（そして、あまねく脱毛に悩む人たちのために）、ぜひとも押さえておかねばならない。

新たな決意を胸に、私は新宿をあとにした。

東大病院●脱毛現象に興味なし　未承認薬をぶった切る

今回は、東京大学医学部付属病院の皮膚科。こういう大学病院は、基本的に紹介制だ。これは、軽い病は町医者にかかるべし、という厚生労働省の暗黙のお達しによるものだが、じつは裏技（というほどのことでもないが）がある。

東大病院のような総合病院は、たいていが厚労省から特定機能病院に指定されている。こうした施設では、医療費とは別に特定療養費を受付時に支払うことで、受診できるようになる。たとえば、東大病院は３１５０円、慶応病院なら５２５０円だ。知っておくと便利である。

院内に足を踏み込む。だだっ広い1階ロビールームは老人でいっぱい。だが、受付カウンターを挟むとそこはバラ色の世界。若い看護師が忙しく働いている。予約番号を告げると、問診票とＩＣカードを渡される。各階診療科の外側の待合室で待ち、このカードが鳴ったら、診察室前の中側の待合室へ。ここで名前が呼ばれるまで待機する。

◆俺、大それたことしてないか？

外来の前のソファに腰掛け、待機している患者たちを見回す。なんだかものものしい雰囲気だ。

ときおり、「メリーさんの羊」のメロディが勢いよく鳴り出しては止まる。これが、カードの呼び出し音なのだ。

しばらくすると、顔に包帯を巻き付けた若い男性がやってきて、私の隣に座った。髪は……かなり薄い。とたんに、自分がなんという大それたマネをしているのかと不安になってしまった。

当たり前だがこの人、顔の皮膚病でここに来ている。髪どころではないのだ。取材のために読み込んだ皮膚病の症例写真が、頭のなかでフラッシュバックする……。そう、皮膚疾患は激増している。とくに、大気汚染と紫外線の影響で発生する悪性黒色腫(皮膚ガンの一種。ホクロから変化する)は深刻だ。ほかにもアトピーやらなにやら、肌の病はいや増しになっている。

やっぱり私は大それたことをしている。いくら潜入取材とはいえ、ほんのちょっと分け目が薄い程度で大学病院にやってくるなんて、国民健康保険料を7倍ぐらい取られるべきだ。すみません、私のせいで、みなさんの受診時間をほんの少し奪い取ってしまいます。ゆるしてください。そのかわり、正しいヘアケアの方法を調べて社会に還元しますから……。と祈るような気持ちでいると、私のメリーさんの羊が待ってましたとばかり勢いよく鳴きはじめた。

待合室に入る。そして、意味もなく散発的に咳き込んだりして病人のふりをしていたのだが、ついに出番がまわってきてしまった。ダメだ。日本毛髪科学協会のときみたいに、ノイローゼに思われるだろう……ちょっと薄くなったぐらいで東大病院にやってきた人なんて、ほとんどいないはずだ。だが、「男性型脱毛のご相談も受け付けます」って、ばっちりホームページに書いてあったのも確かである。恥はかきたくないが……世のため人のため自分のため、頑張るしかない。覚悟を決めて扉を開けた。

◆思いもかけぬ大舞台！

そこには、我が目を疑う光景が広がっていた。まず、かなり頭の薄い中年の医者がイスに腰掛けている。そして、その背後には、なぜか6人ほどの若い白衣がずらりと並んでイスに座っている。誰もがまだ若い。20代前半だ。女性が2人。残りは男。明らかにインターン生である。……知らぬ間にこんな大それた舞台が用意されていたとは。ホンモノのめまいがした。

医者がイスを勧めながら口を開く。

「彼ら実習医なんですが、よろしければ同席させていただいていいでしょうか？」

よろしければ退席していただきたいのだが、インターンを追い出すほどの深刻なことでもないので、気がひける。よりによって、なぜこんなことに？と悩んでいると、インターン生のなかに、ものすごく可愛い女の子がいるのが目の端に留まった。なんてことだ。あんなに可愛くて、東大医学部ときた。畜生、このあと、みんなで飲み会か。こいつら全員ナイスな人生歩みやがって。受けて立とうじゃないか。こう見えても、俺はじつはOBだ。あろうことか、おまえらの先輩だ。マジで、生き様、見せつける。対極の文系の代表として戦線布告だ！

――ええ、同席していただいてかまいませんよ！　全然かまいません！

「ありがとうございます。そうしますと……（問診票を見て）えー、頭部の異常ですね」

——ええ！　半年ぐらい前から、抜け毛が増えてきたかな、というような事態にですね、ええ！　陥りましたものでして！

「脱毛が気になるということですか？」

——ええ、以前、ちょっと育毛剤でかぶれたこともありまして。それに、ちょっといまも側頭部にですね、炎症があるというようなことを言われましてですね。まあ、診てもらおうかと。

それでは……と、医者はインターン生のひとりに目で合図した。その学生が立ち上がって、こちらへ向かってくる。医者は言った。

「それでは、初めての患者さんということで、医学部の学生さんにカルテを取らせていただいてかまいませんでしょうか？」

かまいませんかもクソもない、もうこっちに歩いてきているじゃないか。もう完全にテンパっている私は、たいそう気前よく答えた。

——ああ、かまいませんよ！　どうぞ！　どうぞ！

しかしだ。このまだ20歳程度と思われる若いインターン生が、なんとも頼りない毛髪をしていた。細い猫っ毛を短めに刈って、むりやりウェットタイプの整髪料で立ち上げている。そのため、みごとに地肌が透けてしまっているのだ。しかも、かなりの茶髪。いいのか……？　国民の皮膚の守護神たるべき東大皮膚科に、こんなド派手なカラーリングのヤツがいて。畜生、格好つけやがって……やっぱり合コン多いですか？　今晩ありますか？　俺も連れて行ってくれませんか？　などと混乱していると、インターン生が口を開いた。

「状況が気になり出したのは、いつからですか?」

――え? ええ。抜け毛が気になったのは、もう一年以上前です。それからは……むしろ、進んでいるんじゃないかと思います。

「痒くなったりしますか?」

インターン生は、やたら真剣な顔で私に問いかける。もしかして、梅毒だとかガンとか重大な病気が背後にあるのではないかと思っているのかもしれない。もしかして、いいヤツなのかもしれない。

アレルギーに関する質問が続き、最後にインターン生は私の頭をまさぐり、頭皮を調べはじめた。カルテにはマイナスの記号が書き連ねられていく。そして、インターン生は言った。

「とくに炎症はないですねえ」

◆脂で毛は抜けません

こうしてインターン生による問診と触診は終わった。彼はそそくさと元の席へと帰っていき、私はふたたび医者と向き直る。

「うーん、とくに問題はないみたいですね」

私は、日本毛髪科学協会で、側頭部に炎症があると指摘されたことを告げた。

「拡大すれば、あるかもしれませんが……。でも、視認できない程度ではなんともないと思います」

肉眼で見えなきゃ問題ではないというのは、けっこう大雑把である。

――あと、ですね。抜け毛が気になるもので。お恥ずかしいことにですね、私、育毛サロンに行ったんですよ。

「ぉ……ほう」

医者は一瞬、ほおを歪ませた。インターン生のなかにも、ひょいと頭を上げる者がいた。

――そうしたらですね、脂が詰まって、炎症を起こして髪が抜ける、と言われたんですよ。私はやけに脂が多いみたいで、脂漏性脱毛症とも言われまして。

医者は怪訝な顔をした。

――私の頭皮、脂で抜けてませんでしょうか？

「いや……ありえませんよ。脂で抜けるということはめったにないですよ」

日本毛髪科学協会で言われたとおりである。やはり、これが医学的な見解ということになるのか。

「脂漏性皮膚炎というものはあるんですよ。で、そういった皮膚炎自体がひどくなると脱毛する場合も確かにありますが、あなたは脂漏でも全然ないですし……。そもそも、脂漏性皮膚炎自体がまれで、よっぽどひどくならないと脱毛にならない。毛はそんなに簡単に抜けません」

――ちょっと待った、脂漏性脱毛症って言葉、ないんですか？

「脂漏性皮膚炎というのはありますが、脂漏性脱毛症というのはあんまり一般的ではないですね」

――抜け毛の原因の大部分は脂漏性脱毛症です、みたいな宣伝をしているところもあったんですが……。

医師は、しかめつらをして首を横に振った。

消費生活総合センターの育毛サロン被害情報で、「ありもしない病名を告げられて」という一節があった。そもそも脂漏性脱毛症という言葉自体が、あやふやなものだったとは。

——しかし、脂自体は、詰まることは詰まるんですよね。

「そんなのはほっとけば問題はないわけでね。詰まったとしても、自然に排出するようになっているのが人体ですから。何カ月も洗わないでいたりすると、少しは影響するかもしれませんがね」

なんということだ、それなら、数週間なら洗わなくても問題はないということか。非常識健康法、俺もやってみようかな？

「男性の場合、頭の前とかてっぺんとかがだんだん少なくなってくる。でも、これは普通の生理現象、加齢現象で、誰にでも起こることです。なにか皮膚に異常があって抜けるということとは、まったくの別問題ですよ」

——その、男性型だとしたら、そういうものを予防したりとかできないもんですか。

「（投げやりに）それはねえ、無理ですよね」

ヤバい。もう取材が終わってしまいそうだ。当たり前すぎることだが、この医者、ハナから男性型脱毛を病気とはみなしていない。

重々しい沈黙が……。私ひとりが大間抜けだ。医師の背後のインターン生も、まさかこんなイカれた代物が、自分らのOB生だとは思うまい。女の子は、興味津々といった感じで大きな目を見開いている。俺を見ないでくれ……。

――（伏し目がちに）それで、ですね。その育毛サロンではですね、低周波や高周波といった機械で電気刺激を与えたりするんですが、こういうのは大学病院の先生からみて、どの程度効果があると考えられますか？

「いや、それはわからないけれども……。電気を肌に流すのは、ちょっと安全とは言い切れないですよね。というか、そういう治療が必要な肌なのかどうかということですが。やっぱり、やる側が責任もってやらないとダメなんじゃないですか」

――低周波を使って、ビタミンCを肌に送るとかいう手法は、そこらへんの町の皮膚科でもやっているようですが。

「そういうものの効果は、わからないのです。つまり、データが、ちゃんとした証拠がない。だから、医療行為としては認められていません。確かに自由診療でやっている医者もいますが、まあねえ、いろいろな医者がいますしね」

さすが最強大学病院といった風格をかもし出しながら、医者は答える。くだらん質問はやめて、一刻も早く帰れと言わんばかりだ。

◆皮膚科御用達ノブ登場！

――なんか……その……お、お勧めのシャンプーとかないですか？

「まあ、あることはありますが、それがほかのものと比べてとくにいいというわけではないですよ。

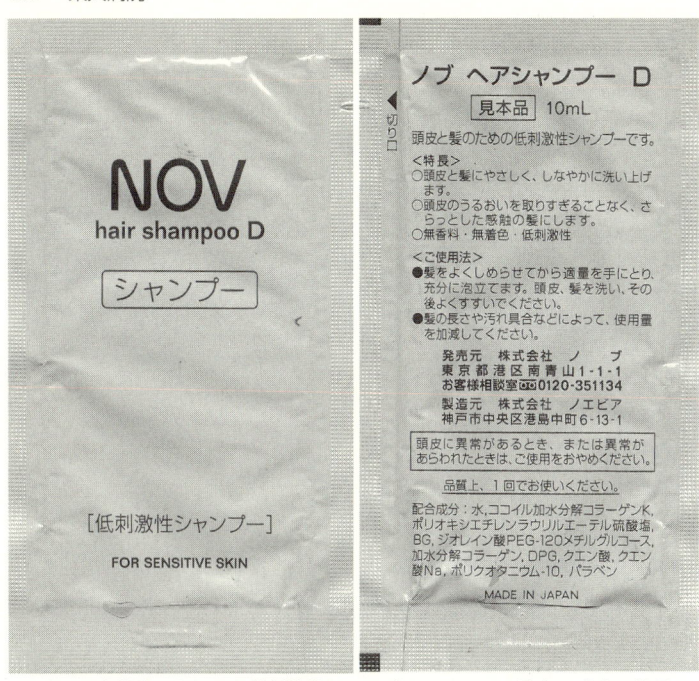

どこの皮膚科にもあった低刺激性シャンプー・リンスの見本。成分に注目

普通のシャンプーでいいと思いますが」

――(弱々しく)まあ、そこをなんとか……。

医者は、ファイルが並ぶあたりを探って、緑の小冊子を取り出した。ノブのパンフレットだ。ノエビアが医者と提携して販売している製品である。

ノブ・ヘアシャンプー(250㎖、1600円)の説明を読むと、「頭皮へのやさしさを考慮し、刺激が少なく洗浄力がマイルドな弱酸性のヘアシャンプー」とある。

――こういうので、汚れ取れますか?

「大丈夫ですよ。もちろん」

――洗髪するのは、どのくらいの

頻度がお勧めですか？

「男性の場合は、毎日洗っていいと思いますよ」

——ん？　洗ってもいい、ということは、洗わなくてもいいということですか？

「……いえ、洗ってもまあ害があるというデータもないので……。脂を気にされるのであれば、毎日洗ってもいいんじゃないかということです」

日本毛髪科学協会でもそう言われたが、なんか煮え切らない。

——えっと、つまり毎日洗わないと、酸化して皮膚にダメージということなんでしょうか。

「いや、まさか。そんなにすぐに肌はどうこうなりませんよ」

わけがわからないぞ。どういうことだ？　非常識健康法に一理あるのかないのか、はっきり教えてくれ！

——さっき先生がおっしゃったように、自然になんとかするのが人体なら、毎日は洗いすぎということになりませんか？　問題になるのは、何カ月とか洗わないときでしたっけ。

「うーん、ちょっとよくわかりませんね。どのみち、いいも悪いも、信頼に足るデータがないので……」

どこか曖昧だが、先に進もう。今度は洗浄剤成分について聞いてみる。

——あの、シャンプーは、このノブのシリーズのほかに、石けんを勧められたりしますか？

「アトピーの方には勧めるときはあります。ですが、人によってそれぞれなので、必ずこれを使え、ということはないですねえ。普通のシャンプーで、問題があるとは私は思いませんが……」

と、医者は顔を曇らせる。

「（ノブのパンフレットを指して）まあ、こういうシャンプーも、はっきりとこういうものがいいという証拠があるわけじゃないんです。なんとなく、皮膚が敏感な人は、こっちのほうが使いやすいかもしれないかなっていうくらいで、お勧めしているだけで」

――結局、こういう化粧品についての、信頼に足るデータそのものが、ほとんどないということですか。

「まあ、そうですね」

しかし、「いいという証拠があるわけじゃない」製品なのに、なぜどこの皮膚科でもこればかり用意しているのか。とにかく、後日調べた洗浄成分。

①ラウロイルメチルアラニンナトリウム

②ラウラミドプロピルベタイン

アラニンはアミノ酸だから、①はアミノ酸系洗浄剤。②は洗浄助剤のベタイン系だから、こいつはかなりマイルドなアミノ酸系シャンプーだ。合格。看板に偽りなしである。

◆消費者センターへお行きなさい！

どうにも話がうまく流れず苦慮していると、医者はやれやれといった顔つきで話し出した。

「まあ、脂とかそういう話ならですね、消費者センターとか（苦笑）にね、行かれたほうがいいんじゃないかと思います。（さらに苦笑）医学的にはあなたの場合は、まったく脂が多いとかいうことはありませんので」

行ったよ、消費生活総合センター……。どうも、私は悪徳育毛サロンに洗脳されたかわいそうな人物扱いされているらしい。まったく、育毛サロンさんに対してなんて失礼なことを。

――ですがね、ホームページで男性型脱毛のご相談も受け付けますってあったものですからね。

「うーん……。ですが、ほんとの男性型脱毛っていうのはですね、もう見てわかりますから。前頭部から頭頂部にかけてかなり薄くなっていれば、そうなんですから」

それではモロに男性型脱毛の人が来たらどうするのか尋ねると、医師は顔を曇らせるばかりで答えない。どういうことなのか。まったく、全男性に対してなんて失礼なことを。

――治療しないまでも、男性型脱毛かどうか判定する血液検査をやったりとかはしてませんか？

「男性ホルモンが多いと抜けやすいっていいますから、血中テストステロン値は調べられますよ。でも、それはほかの病気を診断してなんらかの治療をするためのものですから、ちょっとここではできませんね」

ちょっと待ってくれ。日本毛髪科学協会でも言われたことだが、男性ホルモンが多けりゃ抜けるというのは単なる俗説で、本質的には男性ホルモンの受容体の問題のはずだ。私がそのことを話すと、医者はうーん、と無愛想にうなった。

「まあ、そういう研究も盛んなんでしょうけども……」

恐れ多いことながら、この先生、脱毛現象そのものにまったく興味がないうえに、毛のことに詳しくないのではなかろうか。

◆ウチでは絶対に使いません

――たとえば、万有製薬ってメルク社の完全子会社から、プロペシアという毛髪治療用の薬が出るようなんですが。これ、もともと前立腺の治療薬なんです。ああいうの、認可されれば使えたりするんじゃないですか。

「(露骨に嫌な顔で)いや、使いませんよ。ウチでは」

――使わない？

「そういうものは処方できませんよ、安全とは言い切れませんから。男性ホルモンを抑える薬というのは、体にいろいろと副作用がありますから」

――確かに……もちろんもともと前立腺肥大症の、つまり中・高年以上の人のための薬ですね。でも、製薬メーカーは成人以上なら安全って言ってますが。

「いや、全身的にどういう影響があるかまったくわからない。男性ホルモンはいろいろな役割をもって分泌されていますから、それを止めたとしたら、まず若い男性では、たとえば精子をつくる能力が落ちる可能性があります」

東大のお医者様から「処方できない」宣言が出てしまった。メルク社危うし！　とはいえ、これは私としても残念だ。これは、最後の希望と巷で騒がれている薬なのである。未来の私のためにも、ここで簡単に引き下がるわけにはいかない。

――でも、世界中で使われていますって宣伝にはありますよ。そんなに危険なものですか？

「人間の自然な状態に手を加えるということは、もうこれは、まともな治療とは言いがたい。そういうのは、自由診療（苦笑）ですよ。自分の体をどう変えるかということですから、医学というより薬で美容整形するという感じになります。その人が自分で将来のリスクを全部引き受けてやってもらう以外ないですね。どうなるかわかりませんけれど」

――間もなく承認されれば、保険効くかもしれません。それでも、使えない？

「ウチでは絶対に使いません」

断言ときた。

――医者のなかには、リアップとして売られているミノキシジルを処方するところもあるそうですが、ここではどうなんですか？

「（さらに苦笑）ミノキシジルは、降圧剤ですよね。一部の医者でやってる人もいるんでしょうけど、ウチはそんなことはやりません」

そして、また無言。きっとこの医者、髪を気にするなんてこと自体、馬鹿げたことだと思っているのだ。彼の薄い頭髪が如実に示している。私みたいな医学を究めた人でもダメなんですよ、受け入れなさい、とでも言わんばかりだ。

「ウチでは、円形脱毛症とか炎症による脱毛であれば治しますが、それ以上は……自由診療とか自己責任でやってもらうしかないですね」

東大の先生に「どうなるかわかりませんが」「自己責任で」なんて言われちゃ、おいそれとできるわけもあるまい。あなたのおかげで、美容外科がみんなヤブ医者に思えてしまう。

――あれですかねえ、先生。美容外科医って、やっぱ医者のなかでも、出世できなかったとか、ドロップアウトとかしちゃった人なんですか？

うわっははは！と、突然、医者は大笑いした。

「いや、そんなことないよ！　そんなことない！」

後ろのインターン生たちも笑っている。彼らのツボにはまってしまったようだ。

「（苦笑）いやあ、なかには立派な人はいると思いますよ、なかにはね」

医者はものすごくうれしそうに話す。一挙に顔が明るくなってしまった。

「東大でもいないわけじゃないですよ、美容外科の人は。広告とか看板出してる人もいますし。まあ、つまり、いろいろな事情があるし、医者としてはじめの問題の立て方と、どういうふうに生きるかというその人の人生ですから。それがいいと思えばやる、それだけの違いですから。他人がどうこう言う必要はないですしね」

まあ、正論なのだが、そのわりには美容外科と自分の間に一線を画しているような口調だ。

私が本当に言いたかったことは、ちょっと違う。美容外科や育毛サロンといったコンプレックス産業で立身出世した人を調べてみると、どうも「そうしたかった」という個人的な理由だけでなく、「そうせざるをえなかった」という社会的な側面を感じざるをえない面があるのだ。

ただし、この問題はテーマからずれる。これ以上の言及は避けよう。

医者はまだうれしそうな顔だ。なにがツボにはまったんだ？　まあ無知でアホな質問だと思っているのだろうが、先生、そんくらいにしといてください。私はいたたまれなくなって席を立ち、礼を言って退室した。

◆プロペシアはどこへ行く?

やはり、正規の医者では相手にされなかった。まだ毛量のある私の場合、当然ともいえるのだが、今日の調子では本当の男性型脱毛の人が来ても、相手にされないで追い返されるだろう。

さらに気がかりなのは、プロペシアなどの薬が認可されようとしているのに、正規の医療が脱毛治療にまったく理解を示さないことである。このプロペシア、いったいどんな位置づけになるのだろうか? バイアグラのことが思い出される。

ＥＤ(勃起不全)治療薬のバイアグラも、かつては、自由診療を行っているクリニックで処方してもらったり、個人輸入して自己責任のもとで使用するしかなかった。こうした曖昧な状況のもとで死亡事故も出たため、旧厚生省は99年、ついにバイアグラを国内の医療用薬物として認可したのである。ただし、医療費抑制政策の一環として、保険適用外という条件をつけられた。

ちなみに、健康保険法では、保険治療と保険適用外治療(つまり自由診療)は同時に行うことができない。また、日本の医療の主流である医師会は保険治療のみを正統な治療とみなしており、ほかには理解がない傾向がある。一方、患者の側には用途面の気恥ずかしさがある。こうした制約のため、認可前に大変な話題になったわりには、医療機関でバイアグラを処方してもらう人たちは多いとは言えない現状だ。いまだに、個人輸入で使用する人が後を絶たない。うがった見方をすれば、国がかつての未承認薬の個人使用に関してお墨付きを与えてしまったとも言える。

プロペシアも同じ道をたどるのだろうか？　今日の取材の調子では、どうもそのようである。

大正製薬が、リアップをはじめから大衆薬で売りたがったわけが判然とした。日本では医療用薬物としてこのようなライフスタイル・ドラッグ（生活改善薬）を出したところで、まともに扱われることは望みにくいからである。

太陽油脂●皇族御用達？　古き良き石けんは、いまも現役

頭髪を洗う際の洗浄剤として、アミノ酸系シャンプーと石けんのどちらを選ぶべきだろうかとかなり迷った末、私は試験的に石けんを使ってみようと決心した。なぜか？　その大きな理由は、ある不確定情報が耳に入ったことによる。それは、天皇家は石けんしか使わないという噂である。ありうるぞ……。

昭和天皇が病気になったとき、手術しないと治らない状態だったのに「現人神《あらひとがみ》のお体にメスを入れてよいものか」ってことで会議が開かれたくらいだ。どんな代物かわからぬ新発売の製品などでなく、念には念を入れて、その性能が歴史に裏打ちされている石けんを愛用しているとしても、おかしくはない。

思えば、皇室の男性陣、つやつやと立派な御髪《おぐし》をしておられる方が多い。もしかして石けん、やっぱりいいのかもしれない。それに、御料牧場の肉なんてとうてい食えないが、石けんだったら明日にでも手に入る。石けんひとつでウルトラセレブ気分間違いなしだ！

と、いざ使いはじめた石けんだが、なかなか自分に合うものが見つからない。そもそも、そこらで売っている石けんは、「純石けん」ではなく、合成界面活性剤が普通に入っている「複合石けん」が多かった。やっと、脂肪酸カリウムないし脂肪酸ナトリウムのみを洗浄成分とする「純石けん」

を入手。だが、使いにくいといったら、ない。ハンパなく、きしむのだ。数社の製品を試してみたが、使用感において満足できるものは、まだない。

◆長谷川さん登場！

ここで徹底的に石けんについて知るべきだと思い立った私は、石けんメーカーの太陽油脂に取材を申し込んだ。

本社で出迎えてくれた広報担当の長谷川治さんは……おお、豊かな髪のダンディなおじさんだ。石けん一筋で健康な頭髪。説得力があるぞ。さらに事務所内をすばやく一望。これといってすだれハゲのような人はいない。まあ、いたとしても、基本的に男性型脱毛は洗浄剤とは関係ないのだが。
広い別室に案内されて、いよいよ取材の開始である。

「あれはね、台所洗剤と同じなんですよ！」

長谷川さんは開口一番、合成シャンプーに対して、高らかに宣戦布告をした。

多くの市販シャンプーには、ラウレス硫酸ナトリウム（別名ポリオキシエチレンラウリルエーテル硫酸ナトリウム）という洗浄剤が主要成分として配合されている。これは一部の育毛サロンにも見られたとおりだ。この成分は、確かに、台所洗剤（あるいは洗濯洗剤）の主要成分でもある。化粧品での表記とは違って、アルキルエーテル硫酸エステルナトリウムと表記されるが、まったく同一のものなのだ。とはいえ、台所に使われているという意味では、石けんだって同じである。

「けれどもね、石けんと合成洗剤だと、もうまったく性質が違うんです」

◆石けんは残留しにくく肌に優しい

長谷川さんによると、石けんは、すぐに石けんカスになって洗浄性を失ってしまう。この点がじつにいいのだと言う。石けんカスとは、水道水のミネラルと石けん成分がくっついて、つくられるものだ。こうなると、界面活性能力が失われてしまうのだ。

「だから、すすぎがはやい。髪や肌に残りにくい。水であっという間に効果がなくなっちゃうからです。これに対して、合成洗剤はね、そもそもミネラル成分の多い硬水が基本の欧米で、工業用洗浄剤として使用するために、石けんカスになりやすいという石けんの性質をあえてなくそうと開発されたものなんだ」

つまり、合成洗剤は、水道水のミネラルと反応しにくく、石けんに比べるとすすぎに時間がかかる。つまり、髪や肌に残りやすい。これに対して、石けんはすぐ石けんカスになるので、残留性が低く、肌に優しいということのようだ。

洗剤としての性能の低さが、逆に人体への安全を保証しているのだという。これだけ聞くと、いいことずくめのようではあるが……。

——ただし、一方でアルカリが悪いってのもよく言われますよね。肌に刺激があるとよく聞くんですが。

「だけどね、温泉なんてアルカリ多いでしょ。みんな好きこのんで行くわけです。石けんはpH10程度で、アルカリ温泉も同程度」

確かに、以前愛用していたアルカリイオン水のミネラルウォーターも、9ぐらいはあった。

「アルカリ自体は、そんなたいしたことないです。しかも、肌には中和能力というものがあって、すぐに元に戻ります」

ただ、肌に中和能力があるとはいっても、髪には中和能力はない。アルカリによってキューティクルが開いた場合、脂が内部に浸透するまで待たなければ、あの髪のきしみはなくならないだろう。

長谷川さんによれば、「その場合クエン酸のリンスを髪につけていただけば解消します」とのこと。

ちなみに、このクエン酸のリンス、髪をコーティングしたりするわけではなく、表面のpHを変えるだけだ。弱酸性の水ならなんでもいい。むかしながらに酢を薄めたり、ビタミンCの錠剤を水に溶かしても代用できる。

◆天皇家と石けんの謎

続いて長谷川さんは、環境問題においていかに石けんの使用が有益であるかを話し出した。こういった問題もじつに重要ではあるのだが、この本のテーマとはずれるので、申し訳ないが割愛させていただく。さて、本題に突入だ。

――天皇家は石けんしかお使いになられないというようなことを小耳に挟みまして。それが本当だったら、やっぱり石けんってじつはいいんじゃないのか、なんて思ったのですが。

「いや、ちょっと……それは、なかなかコメントできないなあ」

——そう言わずに……。

「まあ、その、問題がありますから。どこどこから卸しているとか知られたりしますとね、こう、取引先に迷惑をおかけしたりするのでね」

えっと……取引先？　なんでそんな具体的な話になったんだ？　別に太陽油脂が直接この件に関係あるなんて言ってないのだが……。

——えー、はっきりしたことはおっしゃれないと。

「まあ、そういうことで、お願いします」

黒い、黒いぞ、とことん黒い。ピンポイントでこの会社と関係がありそうだ。銀座あたりの有名百貨店から、トラックいっぱいの、太陽印の石けんが、晴海通りをひた走っている様子が目に浮かぶぞ……。

——じゃあ、つぎ。あのですね、女性誌で、愛子様がアミノ酸系シャンプーを使われているって見たんですよね。サンナホルっていう、1万3000円くらいする超高級シャンプーなんです。芸能人もよく使ってるなんて噂で。一般的に、敏感肌には石けんかアミノ酸かっていう選択があると思うんですが、石けん側としては、どうなんですか、あのアミノ酸系シャンプーは？

「あれはね、よくないです。分類でいえば、アミノ酸系とか、あとベタイン系とかいうものは、両性界面活性剤っていう部類に入るんですがね。もともと、洗浄助剤で手触りとか改善するために入れられていたもんです。結局、こういうのはトリートメント効果とかがある分、頭皮に残留します。一見、みずみずしい感じがするでしょ。あれが結局くっついているんですよね、肌に。しかも、肌と同じ弱酸性だから、残りやすく、徐々に体に浸透していく。だから、もっといけないですよ」

――じゃ！　あ、あ、愛子様、大変じゃないスか。石けんをないがしろにした宮内庁の責任問題だ……。

私がけしかけると、長谷川さんも少々興奮気味に。

「しっとりするとかいうのは、肌に界面活性剤が入ってしまうために、そんなふうに思わされてるだけなんですよ。肌のなかで、水と脂が乳化しちゃってる！　ダメなんですよ！　女性で髪が薄い人いっぱいいますでしょう？　朝シャンなんかもするもんだから、肌が傷んじゃっているんですよ」

女性の脱毛の原因については、けっこう複雑ではあるが、ヘアケアのしすぎで頭皮が傷んだためという可能性も見逃すことはできないだろう。そもそも、産後でもない女性が、それも若い女性が薄毛になってしまうこと自体、どこかがおかしいと考えざるをえない。

◆石けんと皮脂と常在菌

かたや、石けんの問題点といえば、やはりいまや相対的にかなり扱いづらいものになってしまった点だ。また、製品によっても大きく使用感が異なる。低洗浄力とは思えないものから、なぜかちょっと洗い上がりが痒くなったりするものまで。この点を長谷川さんに聞いてみた。

「使用感の違いは……原材料の違いじゃないかなあ。ウチはたとえば牛脂は使ってないんです。あのBSE(牛海綿状脳症)の影響でね。全部、植物油にしているんだけど」

ただし、髪がきしんでしまうという使用感そのものについては、成分が吸着しないという石けんの利点と表裏一体なので、ある程度、仕方がないという。石けんを使うということは、玄米ご飯を食べるのに近い感覚がある。健康に対する意識が高くないと、なみいる使いやすい製品をさしおいて、あえて使おうという気は起こらないだろう。

「われわれも、これからはいろいろ工夫しようと思っているんですが」

と長谷川さんは付け加える。とはいえ、製品の根本的なところが変わってしまうのも困る。「パッケージを工夫してくださいよ」などとさしでがましいアドバイスをするが、実際そのくらいが限度かもしれない。

——で、長谷川さん、どのくらいの頻度で頭洗ってますか?

「わたしね、週に2回です」

——毎日洗うべきとよく言われてますが……。

「いや、毎日洗う必要はないですよ」

長谷川さんは皮脂の重要性を話し出した。いわく……誰の肌にも常在菌というものが存在している。この常在菌は、皮脂の一部を分解して脂肪酸とグリセリンにし、汗と相まって弱酸性の皮脂膜をつくる。この皮脂膜が、ほかの有害な菌の繁殖を防ぐ。だから、皮脂はめったに取るべきものではない。洗いすぎは常在菌を失わせることになり、結果的に肌のバランスは崩れ、健康が保たれなくなる。

「むかしだって、そんなに洗ってなかったでしょ。洗いすぎはよくないです」

商品を売る側とは思えないような良心的な台詞で、太陽油脂の取材は終了。洗浄剤としての石けんの株は大いに上がった。ただし、肌に合うものを探す手間や労力はかかる。こうなると、合成界面活性剤側の最先端であるアミノ酸系洗浄剤も気になってくる。いい勝負になるのではないだろうか？　さらに取材を続けていこう。最高の洗浄剤を見つけるためにも。

小児科医●常在菌は皮脂が好き　清潔はビョーキか？

◆寺澤さん登場！

さて、目下の興味は、太陽油脂で教えられた常在菌の働きについてである。ぜひ、専門家の意見が必要だと思っていたところ、常在菌の有用性を訴えている仙台市在住の小児科医、寺澤政彦さんにお話をうかがうことができた。

ちなみにこの寺澤さん、ドラマにもなった週刊少年マガジン連載中の漫画『クニミツの政《まつり》』（安童夕馬著、朝基まさし画、講談社）に登場していることでも有名だ。第20巻において、食とアレルギーの観点から、農薬の使用の是非を論じている。その容貌は漫画を参照していただくことにして、取材スタートだ。

「人間の皮膚には1兆の常在菌がいるんですよ。腸には100兆もいる」

と、寺澤さんは話し出した。常在菌とは、皮膚、腸、口腔、呼吸器など人体の各部に存在し、平素は無害に活動しているさまざまな菌の総称である。

「これら互いに抑制し合っている菌同士のバランスが崩れると、皮膚炎とかが起きやすくなる」

たとえば、思春期以降のニキビ。これは、ホルモン分泌の変化のほか、常在菌アクネ菌の異常繁殖が一因をなしているそうだ。

また、水疱を伴うとびひという皮膚炎も、ブドウ球菌なる細菌が原因だ。ブドウ球菌は常在菌として広く人間の皮膚に存在している。平素は無害だが、抵抗力が弱った場合、中耳炎から副鼻腔炎、さらに食中毒から肺炎までを引き起こす。最近では抗菌剤（抗生物質）に耐性を示すMRSA（メシチリン耐性ブドウ球菌）に変わりつつあり、治療がどんどんむずかしくなっているという。

そして、中高年に最近多いフケ症。こちらも、常在菌のバランスが崩れたために起こることが多い。

少量ならば健康の証ともいえるフケだが、あまりにも多い場合、マラセチアという菌の異常繁殖を疑わなければならない。この菌によって受けるダメージを回復するため、頭皮そのものが新陳代謝のスピードを大きく加速させ、角質の屑であるフケをどんどんと生み出している状態なのである。「ハゲる前には大量のフケを伴う」という体験的談話があるが、確かに危機的状況にある頭皮では脱毛も引き起こされる。これが粃糠性脱毛というものである。

私は寺澤さんに、フケ症の予防も含めて常在菌とのつきあい方を尋ねてみた。

◆問題は洗いすぎ

「常在菌にはテリトリーというのがあるんですよ。互いに互いの嫌がる毒素を出したりして勢力を保っている。たとえば、健康な人なら、鼻の奥にはブドウ球菌はいない。ブドウ球菌の侵入を防ぐため、インフルエンザ菌や肺炎球菌、モラキセラ・カタラリスなどが常在しています」

皮膚においても、体の部位ごとにさまざまな菌が定住しており、互いに棲み分けている。ところが、肌のバリア機能が損なわれている場合、普通はそこに定住できない菌が棲み着いたり、ある特定の菌の勢力が異常に増してしまって、さまざまな皮膚炎を引き起こすのだという。

それでは、どうすれば健康な皮膚、丈夫なバリア機能を維持できるのだろうか？　合成洗剤の害は、あらゆるところからさんざん聞いていたので、私はこれらが皮膚にとって害になるのか聞いてみた。

「どうかな。そういう化学物質は、結局は量と付着している時間が問題でしょう。仮に石けんでも、くっつけたままにするとかぶれますよ。もし、合成洗剤に問題があったとしても、もっとほかに肌に悪影響をおよぼす物質はいっぱいあるから、医学的に取り上げられるには、これは優先順位でかなり後ろに来るでしょう」

予想に反した冷静な答え。確かに、化粧品分野ひとつとっても、もっとひどい成分はいくらでもある。発ガン性が指摘されて回収騒ぎになることすら、まれではない。たとえば、コウジ酸が有名だ。03年、美白化粧品に含まれていたコウジ酸に発ガン作用があることが認められ、この成分を含む化粧品を製造・輸入することを厚労省は禁止した。だが、ある種の防腐剤やタール系色素など、コウジ酸よりはるかに危険とみなされうる成分は数多くあり、いまだに使われ続けているのだ。

——とすると、洗浄剤自体には、あまりこだわらなくていい？

「人によってなにに刺激を受けるかは違うから、一概には言えない。私もね、アトピーの治療で患者の人と話すと、合成洗剤でもいいんですかなんて驚かれるんですけどね。問題は、過剰な殺菌や洗浄のしすぎのほうにあると考えています」

私は、すかさず五木寛之氏を引き合いに出した。全然洗わなくても、とくに皮膚に異常をきたさない人もいる。ああいう人の頭皮は、どうなっているのだろう？

「かなりいい常在菌がいるんでしょうねえ。全部、菌がうまいことやってくれてるんでしょ」

だが、皮脂が酸化すると、皮膚を刺激して炎症になる。だから洗えというのが一般的なスキンケアの常識なわけだが……。

「いや、ほっておいても、脂は常在菌が食べる――つまり分解するでしょう。ほかの動物でもそうなってるはずです。まあ不快なときは水浴びすれば済むわけだから……」

そして、寺澤さんはむかしを考えてみればいいとアドバイスしてくれた。

「昭和30年代なんて、風呂に入るのは週に2回程度だったというからね、調べてみてごらん。それでも、ほかの国々からはかなり清潔だっていう評判だったようだよ」

さっそく、調べてみた。日本国語大辞典第二版オフィシャルサイトには、こう書いてある。

「70年代半ばまで日本人の平均洗髪回数は3日に1度もあったかどうか。当時、丸谷才一氏がエッセイで『三日に一度はかならず頭を洗う』と自信みなぎる筆致で書いていましたから、おそらく氏は文壇でも洗髪回数が多いほうではなかったかと思われます」

70年代よりさらに以前の洗髪状況はどうだったのだろうか。家事評論家の先駆として有名な西川勢津子さんの『ちょっとすてきなないしょ話』(文春文庫、85年)にはこんな記述が見られる。

「(花王の宣伝部長であった山形弥之助氏は)昭和のはじめに花王石鹸に入社して、一年に数えるほどしか髪を洗わなかった日本人に、月に一回から、とうとう週に一回シャンプーをさせるように習慣づけた、かくれた恩人なのです。髪は一年に一回、七夕の日に、ふのりや小麦粉で洗うだけ、なんて信じられないでしょうけれど、昭和一桁というのはそんな時代だったのです」

「毎日頭を洗うのは、肌や常在菌にとってよくないことなんでしょうか」と寺澤さんに質問すると、「えー？　いまの人、毎日洗ってるの？」と驚かれてしまった。

——少なくとも、若者は毎日シャンプーで洗っていると思います。ほとんど常識と言ってもいいんじゃないですか。

「私はね、子どもに、4～5日に一度、シャンプーしたり体を洗浄剤で洗えって言いますよ。そのほかの日は、お湯で洗い流すくらいで充分。そもそも、入院患者なんて風呂に入らないじゃない。濡れタオルで体を拭くだけなんだけど、それでも汚れと常在菌の70％は取れちゃうからね」

確かに、水洗いで汚れの大半は取れる。ただ、頭皮は髪のせいで脂が取れにくいのも確かなのだが。

「けど、洗いすぎはまずいでしょう。たとえば、顔のニキビなんか、洗いすぎはもう完全に逆効果ですよ。洗えば洗うほど、結局、常在菌のバランスがどんどん崩れていきますから。遺伝的になりやすいっていう部分は大きいんだけど、根本的には普通の人では悪さをしない菌が、ほかの菌より強くなっちゃって炎症が起こっているわけだから」

◆朝シャン止めたら生えてきた

たとえばダブル洗顔（クレンジング後に洗顔フォームなどで再度洗う）という洗顔法があるが、これは欧米では受け入れられない常識だ。フランスなどでは、ミルククレンジングで拭き取るだけの洗顔法が主流であるという。

――おそらくダブル洗髪……予洗いのあとしっかり洗い直すべきってヤツも、日本だけなんでしょうかね。

「女の人で、こう、分け目が薄くなっているのいるじゃない？　あれ、明らかに洗いすぎじゃないかなと思うよ」

「実例はあるんですか」と聞くと、「朝シャン止めさせたら生えてきた例ならある」そうだ。

「朝洗うの止めるように指導したら、元どおりになったよ。そりゃ強いシャンプーで洗いすぎれば、頭皮は傷むよ。それだけいつも負担がかかるんだから」

もっとデータがないとなんとも言えないのだが、興味深い一例であることは確かだ。牽引《けんいん》性脱毛といって、髪を後ろに束ねたりしていると、引っ張られる生え際部分などが薄くなることがあるという。慢性的な負荷は、頭皮にとっていいことではないのだろう。

こうなると、寺澤さんがどのくらいシャンプーで髪を洗うのかが気になる。

「3日にいっぺんくらいかなあ、ほかの日はお湯で流す。それで充分ですよ」

洗浄剤は何を使っているかと問うと、石けんとのこと。

——やっぱ石けんなんですか。

「まあ、自分に合ったものを使えばいいわけで。ぼくのお袋は、石けんですらなくって、サイカチっていう木の実を使っていたなあ。あれが、なんか自分に合うって言ってました」

——こういう常在菌のことって、皮膚科医は積極的に言いませんね。本を見ても、免疫学者や細菌学者や寄生虫学者とかばっかりで。

「胃腸科なんかでは、研究は盛んなんだけどね。腸内細菌があるから……」

寺澤さんが予想するに、皮膚科としては、いままでの殺菌・抗菌原則を簡単に覆すわけにもいかないからではないかとのこと。

「でも、ほかの分野の研究がもっと盛んになれば、皮膚科も影響を受けざるをえないと思いますよ。最近の研究なんだけど、腸の常在菌を調べたら、まだ未知の細菌が200以上も発見されたというんだよ。だから、菌そのものにもまだわからないことは多いし、これからという側面があるよね」

現在、フケ症をはじめ頭皮の異常が増えているという。いかに菌と共存するかは、ヘアケアにとっても重要事項ではないだろうか。

内分泌科医●虎の門病院から緊急提言　育毛もサプリもほどほどに

◆田口医師登場！

皮膚科と小児科に続く取材は内分泌科だ。本来であれば、これも潜入取材とすべきところだが、残念ながら、どう考えても私がいきなり内分泌科にかかることはむずしい。性転換志願者として行くか……と考えもしたのだが、人前で局部でもさらけ出すハメになるまいかと、気が気でない日々を過ごすハメに。だが、知人の伝手《つて》をたどることで、なんとかホルモンの専門科医をゲット！　しかも皇族・政治家御用達の、虎の門病院ときた。私が女だったら、いまごろ玉の輿は間違いない。

さて、取材先に現れた田口学さんは、拍子抜けするほど温厚そうな人である。動物で言えば……ラッコに似ている。一挙に緊張がほぐれた。

――あれですか、オナニーしまくると抜けますかね。

「いや（笑）、なんだって？」

――あのですね、髪のためにオナニーしないっていうファンタスティックな運動が一部であるんですよ。「禁オナ」っていう。あれ、どうなんだろうかってホルモンの先生にお聞きしたかったんで

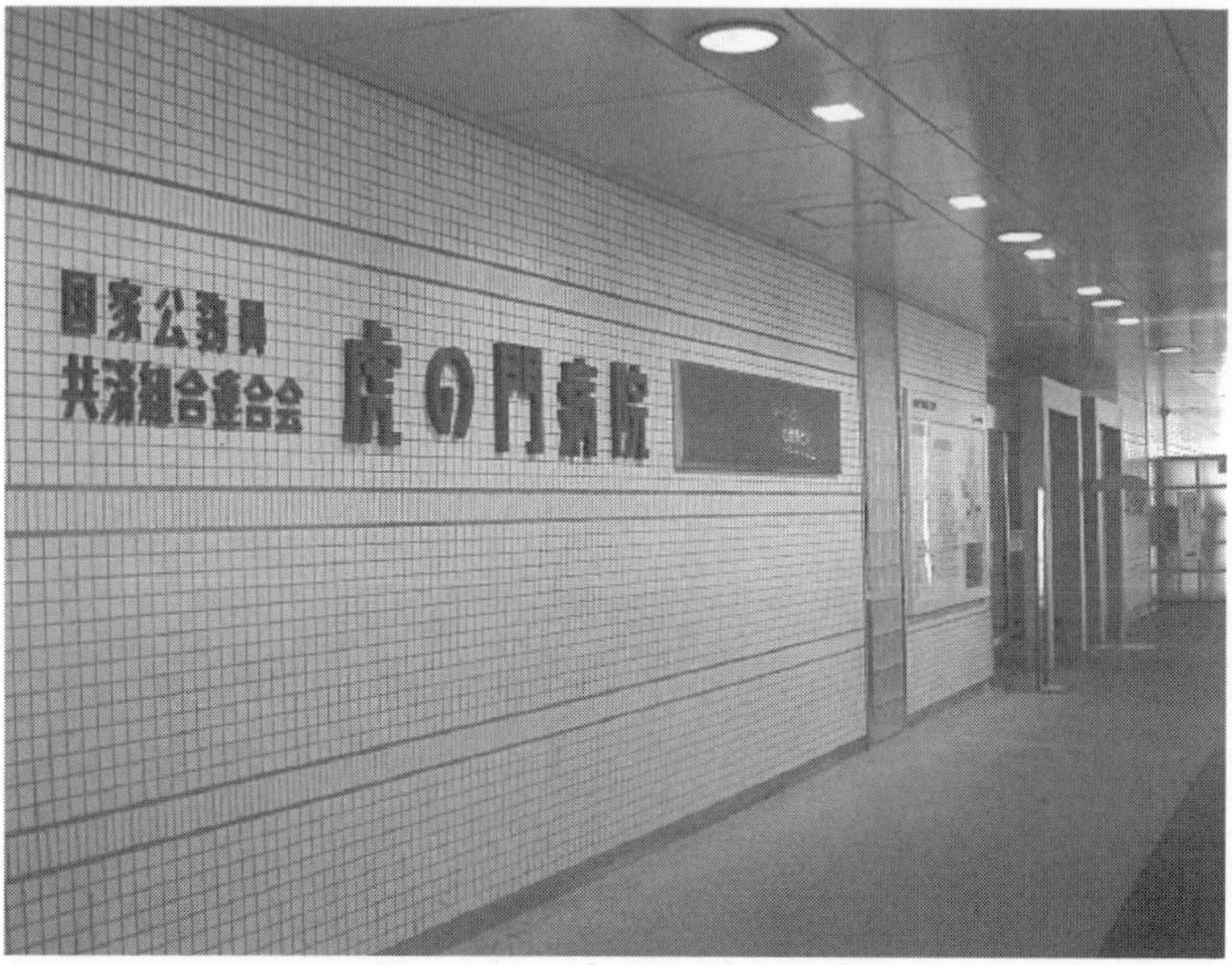

皇族・政治家御用達の虎の門病院

す。オナニーしまくれば、男性ホルモンの分泌が盛んになってしまってヤバいんではないか、という俗説からきているようなんですが。

「……それは、たぶんないなあ。ホルモン分泌量は、あくまでも生理的な調節にもとづいて厳密に調節されているわけで、そんなことをしたら溜まっちゃうだけじゃないかなあ」

――仮にですよ、すごい男が、1日5回10年間続けたとします。で、彼がほとんどやらなかった場合と比べて、彼の男性ホルモン分泌量はダントツにアップしたりしますかね。

「ないか、ほとんどないと思いますねえ(笑)」

――あくまでオナニーネタで引っ張って本当に申し訳ないんですが、あと、精子の中の栄養素は髪にとって重要じゃないかという理由もありまして……。

「いや、そんなにたいしたことないですよ、しすぎて栄養失調とかありえませんよね」

——5回とかでも？

「5回とかになると、さすがに……」

と粘っこく続いたオナニー談義がついに幕を閉じ、いよいよ、目的のホルモン薬についての話である。

◆市販育毛剤の女性ホルモンは効果的？

——えーとですね、女性ホルモンが脱毛治療にも使われるんですが……。よく見るのが、エチニルエストラジオール。これ、ピルの成分ですよね。

「ああ、更年期障害でも処方しますよ」

——このエチニルエストラジオール、あと安息香酸エストラジオールとか……。

「どちらも、ほとんど同じモノです」

——こういう女性ホルモンがすごく少ない量だけど、育毛剤に入っているんですよね。もうかなりむかしから育毛剤に使われてるんですが、どの程度、効くんでしょうか？

「わかんないなあ。局部的に男性ホルモンの作用を抑えているのかなあ……？　直接、拮抗《きっこう》するものがあれば、まあ可能性はありますけど。まあ、ちゃんと効くなら、ダブル・ブラインド・テストをするなりして科学的に証明できないと、なかなか信用できないよね」

——いや、見たところ、ホルモン系の成分に限らず、育毛剤でそこまでやってるのはほとんどないです。

このダブル・ブラインド・テスト(二重盲検法)とは、プラセボ(思い込み)効果を排除して信頼性のある薬物のデータを採るための重要な手法だ。該当の薬の使用群と、偽薬を与えた使用群に被験者を分け、その効果を比較する。この際、誰になにが投与されたかは医者にも明らかにされないという、薬品の効果を測定するには欠かせないテストである。

――大手の化粧品会社なんて、広告費の半分くらいをこういう検査のために使えばいいんですけどね。で、先生のとこ、髪のためにホルモン治療受けに来たりする人いますか?

「いない、いない(笑)!!」

――じゃ、性転換の人は?

「それも、残念ながら、いないですねぇ」

うーん、もし私が性転換志望者として潜入取材していたら、虎の門病院創立以来だったわけだ。惜しいことをした……。

――えーと、それで、プロペシアっていう抗男性ホルモンが、男性型脱毛の抑制に使われているんですが、こういうのは内分泌科では……?

「うーん(笑)。よくわかんないなあ。それは泌尿器科の領域だよね。前立腺の治療の。ま、ぶっちゃけて言いますとね、医者っていうのは、自分のとこの専門領域以外はよくわかんないですから」

ちなみに、男性機能の弱った人に対する男性ホルモンの投与は行っているらしい。

◆ビタミンの過剰摂取に気をつけろ

――では、専門家として、そういうホルモンを操作する薬を投薬する際の注意点とかありますか？

「やっぱり、ちゃんと健康チェックを欠かさないことだね。いろいろ臓器に負担がかかるから」

つぎに望ましい食生活についてうかがうと、ビタミンの摂取法について教えてくれた。たとえば、βカロテンについてである。

――βカロテンって、体内でビタミンAになる前駆物質ですよね。ガンを防ぐとかなんとか、テレビでさんざん見ました。ジュースにもいっぱい入ってますよね。

「ええ。そもそもは、緑黄色野菜をきちんと摂取している人のほうがガンになる確率が低いという調査結果があったんです。そこで、ビタミンAやβカロテンがガン予防に効果的ではないか、いろいろな調査がなされたんですけど……結果としては、特定のもの、たとえばサプリメントでβカロテンばかりを大量に摂取しても、必ずしも効果はなかったんです」

――サプリメントじゃ効果がない？

「だから、いろいろなカロテノイドをまんべんなく摂る。つまり、食事としてバランスよく摂取することが大切ですね」

しかし、後日これについて補足取材を行ったところ、βカロテンは効果がないだけですむような代物ではないことが判明した。

欧米各国で行われた大規模疫学調査では、サプリメントによる単独のβカロテンの投与は、とくに喫煙者において肺ガンのリスクを高める可能性があるという結果が出ている。たとえば、フィンランドでの3万人規模の疫学調査では、βカロテン摂取喫煙者の肺ガン死亡率が8%上昇したため、「βカロテンとビタミンAのサプリメントによる摂取は害であるかもしれない」と結論づけられた(*The New England Journal of Medicine*, 14, April, 1994)。また、1万8000人規模のアメリカでの調査によっても、これらのサプリメントの摂取は肺ガンと循環器障害による死亡率を高めてしまうことが報告されている(*The New England Journal of Medicine*, 2, May, 1996)。

これは考えさせられるニュースだ。細胞レベルでの抗酸化能力が実証されているはずのこうしたビタミン群が、なぜ逆に人の死亡率を上げてしまうのだろう?

まず、全体のバランスを考えずに、単一の栄養素だけの摂取が好ましくないからと考えられる。『ビタミン・ショック』(ハンス・ウルリッヒ・グリム、イェルク・ツィットラウ著、佐々木建・花房恵子訳、家の光協会、03年)によると、ビタミン類の成分は、それこそ無数に分類されうるという。たとえば、カロテノイドにはβカロテン以外にも、現在650種類もの成分があると推測されており、ビタミンAに変化するものだけでも50種類以上存在する。たまたま、現在の技術力で安価に合成できるのがβカロテンなだけであって、これだけ摂っていれば健康になれるということはない。むしろ、特定の物質を過剰に摂取するのは、栄養バランスを崩すきっかけになる。

さらに、合成のビタミンは、天然物に比べて吸収・分解されにくいという特徴をもっている。その作用にはまだ不明な点も多いのだ。たとえば「ビタミンの過剰摂取が有害でないという証拠はない」という理由で、ノルウェーでは、ビタミンとミネラルを添加した食品の輸入を禁止しているくらいである。

◆ビタミンは普通の人では欠乏しない

――育毛なんかの本を見ても、ビタミンの摂取はけっこう推奨されてるんですよ。サロンでも、サプリメントはどこも常備してました。もう、健康食品会社みたいなところもありますからね。……で、先生、ビタミン剤とか飲んだりしますか？

「飲まない、飲まない。というよりねえ、ビタミンは普通に暮らしている人なら足りなくなるなんてことはないよ」

確かにそのとおりだ。そもそもビタミンのなかには、人体に棲む腸内細菌が分泌してくれるものも少なくない。拒食症においてもビタミン欠乏はまれにしか起こらないというから、健康な人がサプリメントを常用する場合、そもそも過剰摂取になっている可能性が高い。さらに言えば、βカロテンやビタミンB類は着色料として広く食品に使われているし、ビタミンCやEなども酸化防止剤として食品加工過程に必須のものである。つまり、菓子や清涼飲料水、弁当など加工食品には、安価に製造された合成ビタミンがはじめから大量に添加されている場合が多いのだ。

育毛のためにサプリマニアになるのは、場合によっては体の機能を低下させてしまい、髪にも逆効果となるおそれがある。できるだけ生鮮食品で栄養を摂取するに限るだろう。

ならないですね。

——サプリメントの摂取にせよ、髪のためになにかしようとして、それが逆効果になっちゃたま

「うん、カロテノイドをとってみても、医学的に有効とされている面もありますし、使い方がむずかしい。もっともっと研究しなきゃダメでしょう。結局、まだ人間の体はわからないことばかりなんですよ。だから、まあ健康が一番で……髪もそこそこにってことで」

もちろん、健康でないと生えるものも生えない。ホルモンというよりは食生活の話になってしまったが、これはなにより有益な情報である。本当の意味での健康志向とはなにかということを、深く考えさせられるものであった。

パレスクリニック●未承認薬オンパレード　パレス流発毛術

さて、ついに！　未承認薬を使用した毛髪治療の潜入取材である。

まずは、パレスクリニック。東京都内でも有数の先端治療を行うとのことで、受診決定。場所は東京メトロ東西線竹橋駅の巨大な駅ビル。毎日新聞本社が入っていることで有名だ。1階はアーケード街になっており、その一角にテナントがある。驚いたことに、待合室は若い女性でいっぱいである。壁にはレーザー脱毛から、ケミカルピーリング、イオン導入、ヒアルロン酸注射やらボトックス注射といった、さまざまな美容外科的ポスターが貼られている。

髪関係のポスターは一枚もない。もしや、来るところを間違ってしまったのだろうかと、不安な気分でいると、男がひとり入ってきた。ルーズなジーパンを引きずって、財布のチェーンをぶらさせた金髪の小僧。少なくとも、いまは髪の悩みじゃなさそうだが……。受付の看護師との会話を聞くと、どうやら脇毛なのか、すね毛なのか、ともかくレーザー脱毛を受けにきたらしい。かたや毛を抜きに、かたや毛を生やす方法を聞きに来ているわけだ。なんとも皮肉な。

ただまあ、俺も太腿の裏にまで、ゴキブリの脚みたいな毛が生えているしなあ……よしゃ、いっちょ抜くか、とレーザー脱毛の料金表を見てみる。完全に抜くには1回では無理なので、フリーパス料金が設定されていた。いったん全部抜いたとしても、休止期の毛がまた生えてくるから、こういうものは何度もやらないといけないのである。これによると、女性用の料金は、両脇5万円。両脚が2万円。乳首周辺も2万円。そして外陰部9万円……。外陰部。外陰部か。受付の女性の群れを眺めながら、俺、医学部もう一度行こうかな！などと馬鹿なことを考えていると、看護師が私の名前を呼んだ。

◆バイアグラ先生登場！

指示されたとおり、いったんアーケードの通りに出て隣のブースに移動する。髪関係の外来はちょいと離れている。なんだか、後ろめたい気分だ。人が来やしないかと恥ずかしいので、そそくさと歩き、すばやく診療室へ入り込む。

医者は、歳のころ50代前半と思われる小柄なおっさんだった。顔色はあまりよくない。髪は、薄いのがぺったり頭に張り付いていて、お世辞にも豊かとは言えない。

イスにかけたとたん、「バイアグラ」とロゴマークがプリントされたペン立てが目に入り、衝撃を受ける。あっ、すげえ、こいつはかなりレアだ……とすっかり気を取られていると、バイアグラ先生は大きく咳をした。

「で、髪のご相談ね？」

――あのですね、分け目が薄くなってきたので……。診てもらおうと思いまして。あの、いろいろありますよね、治療法が。

「ええ、まあ、ヘアエステとか育毛と、発毛もやりますね。というか、メインは発毛ですね」

バイアグラ先生は、それじゃあとりあえず脱毛の種類を説明するから、と机の上のファイルを開いた。中には、3つの脱毛症例が並んでいる。

「まず、男性型脱毛。それと、円形脱毛。あと、休止期脱毛。こういうのがある」

ちなみに、休止期脱毛とは、ストレスや頭皮の緊張などで毛の成長が滞るものだという。

「でも、ないだろ、ストレス？」

なんという失礼な……。私はそんな能天気に見えるのか？

「まあ、とにかく男性型の線で診てみるから、その説明ね」

医者はさっさとファイルの別のページを開く。

「男性型脱毛はね、毛の成長サイクルが短くなって、毛全体がミニチュア化するの」

そして、ファイルの絵を示す。

「毛が、成長の途中でストップかかっちゃって休止期に移行する。だから、この休止期になる前に毛乳頭に成長促進剤を入れる。こういう薬がミノキシジル。リアップに入ってるヤツね」

このほか、抗老化作用のある成長ホルモンや、ヒトプラセンタ（人の胎盤）まで注射してくれる。これらは薬物として認可されており、細胞を活性化したり、免疫力をつける効果があるらしい。

「だけど、基本的に男性型脱毛はホルモンの問題だから」

とバイアグラ先生は、デヒドロテストステロンの話を始める。

「5αリダクターゼがつくるヤツ。知ってるだろ？　これが毛乳頭に作用すると、自己免疫反応が起きて、細胞分裂が止まって、毛のサイクルが短くなっちゃう。で、こういう反応をブロックするのがフィナステライド。いわゆるプロペシアっていう薬ね。あと、ノコギリヤシとかもあるんだけどね」

ノコギリヤシは、プロペシアと比べればずっと弱いものの、植物成分のうちではよく効くほうで、なによりも安全性が売りだとのこと。

◆未承認薬オンパレード！

私はプロペシアの安全性はどうなのか、尋ねてみた。

「でもまあ、ちゃんとチェックしながらやれば使えるよ。だってね、世界で何百万人も使っているからね。まあ、女性のピルみたいなもんですよ」

東大病院はもちろん、日本毛髪科学協会と比べても、リスク評価は低い。まあ、これで商売しているのだから当たり前だが。

ほかにどんな薬があるのか聞いてみると、かなりすごい薬がそろっていた。

ミノキシジル関連で、ザンドロックスという5〜12・5％までの高濃度製品があった。12・5％とはすごい。リアップが1％になったいきさつは、欧米で主流の5％では皮膚の弱い日本人にかぶれが頻発してしまうおそれがあったためなのだが。

「薄いと、やっぱり効かない人がいるからね」

効かない場合、徐々に濃度を上げていき、かぶれが出たらストップするという手法をとるようだ。

さらに、スピロノラクトン製剤（商品名アルダクトン）。毛髪治療薬としては、アメリカでも認可されていない薬だ。これは、ミノキシジルと同様の降圧剤だが、かなり強い抗男性ホルモン作用がある。プロペシアのように酵素の働きを阻害するのではなく、男性ホルモンのレセプターに先回りしてその働きを封じてしまうものだ。アンドロゲン遮断薬ともいわれるこの薬は、デヒドロテストステロンだけでなく、テストステロン自体の働きも無効化するため、女性化の副作用がかなり強烈という。このため、内服で使うことはめったになく、毛髪治療には塗布用の外用薬として使うことが多い。

――このスピロノラクトン……内服薬もいちおう用意してるんですね。

「飲むときは量は少なくするけどね」

まさしく未承認薬のオンパレード。日本毛髪科学協会では「一部の医者は治験ということで、なんでも使うから」と言っていたが、そのとおりだ。おそるべし自由診療。なにもかも、この医者の能力ひとつにかかっていると言えるだろう。

◆パレス流脱毛症の見分け方

「それで、あなたの診断だけど。男性型かどうか見分けるのは簡単なんだよ」

バイアグラ先生はディスプレイの電源を入れ、テレビの脇のスコープを手に取る。ヘアチェックが始まるようだ。

「ちょっと、先にハゲない部分を見るから」

スコープが当てがわれているのは、私の後頭部。わさわさと毛が生え出ている様子がうかがえる。

「ほらこれ、細い毛があるでしょ。機械壊れてるから、手動で数えるよ」

医者はボールペンでディスプレイをかつかつ叩いて、毛の数を数え出した。

「細い毛は、1、2、3……5本な。で、太い毛もある。こういうの正常毛な。これが、1、2、3……で、37本くらいある」

あ、いま、ちょっと数え方が適当だったような気がするが……。医者はかまわず説明を続ける。

「で、こういう細い毛の割合を出すことで判断する。ハゲないところの細毛率は、全部で42本中の5本だから(紙に計算して)……まあ12％ぐらいな。で、気になるところは？」

もちろん、前頭部生え際である。映し出された頭皮は、後頭部と違って明らかにまばらな感じだ。しかし、バイアグラ先生は一見して「まあ大丈夫じゃないか」と言った。

数えると、細い毛が3本、太い毛が22本。

「25分の3だから、細毛率は……12％か」

——後ろと同じですよ。

「うん、大丈夫だよ。きみ、男性型じゃないね。この前のほうの細毛率がね、後ろに比べて明らかに高いと、30％とか40％とかだと、男性型になってくるんだけどね」

——ちょっと待ってくださいよ。これ前のほう、本数自体が明らかに少ないでしょ。後ろ37本で、前25本ですから。だいたい前のほうは、毛穴ひとつから、どれも1本しか出てないですもん。

「うん」

――うんって、これは、まだ細毛化してないだけで、結局、男性型脱毛の進行中なんじゃないですか？

「でもねえ、あくまでも男性型脱毛の診断基準は、毛のミニチュア化だからねえ。あなたの場合、それとは判断できない。老化かもしれない。だから、いまのところ、まあ境界例だね」

女性でも、前のほうは本数自体が少ないらしい。皮膚の細胞が老化するうえ、頭頂とか前頭部は血行も悪くなって減りやすいのだという。

「まあ、いまのところできるのは、正しいヘアケアをするということね。でも、頭皮見るとね、やっぱり脂が多いみたいね。毎日洗ってる？」

なんだよ、ここでは多いって言われてしまったぞ。頭皮洗浄サービスがあるから、多いなんて言ってるんじゃないだろうな……。

「まあウチでもシャンプー出してるから、それ使ったほうがいいよ。あと、男性ホルモンも調べてみたほうがいいね。いまはいいけど、将来的な遺伝の面もあるからね」

――血中テストステロン値ですか？

「いや、活性型のデヒドロテストステロンも調べるよ。こっちのほうが重要だからね。結果出るのに2週間かかるけど」

――ええと、ホルモン値より、男性ホルモンを受け取るレセプターの感度のほうが問題だとも聞いているんですけど。

「うーん。レセプターの反応が強いと、デヒドロテストステロンの量も増えるから。そういう相関関係にあるね。で、どうする？　血液検査してみる？」

とりあえず、参考のために私は血液検査をお願いする。

「そんで、ウチはヘアエステで脂を取る施術もやってるから、それもやってみたらいいね。ウチ、もうひとり専門家がいるからね」

バイアグラ先生は、脂の中のデヒドロテストステロンも悪影響を及ぼすから、と説明した。皮脂腺でつくられるデヒドロテストステロンは、脂の中にも入っている。毛穴に脂が溜まると、毛母細胞にまで作用して、男性型脱毛の反応を促進させてしまうという。育毛サロンでも、似たような説明はあったが……。

——ということは、頻繁に頭皮を洗えば洗うほど、男性型脱毛は治まっていくんでしょうか？

「いや……。もちろん洗うだけじゃダメだよ。いっしょにプロペシアを使わないといけない」

それでは、プロペシア単体の投与と、それにヘアエステを加えた場合では、どの程度効果に差があるのだろうか。データはあるのかと聞いてみたが、「ない」とのこと。

一般的に、男性型脱毛には「たとえ頭皮の皮脂を除くような処置を続けても毛髪の顕著な回復は見られない」（前掲『毛髪を科学する』）という医学的な見解がある。だが、わずかとはいえ、脂の中のデヒドロテストステロンが関与しているなら、見逃すわけにもいかない。この件は、ほかのクリニックも取材することで確認しよう。

バイアグラ先生は、ほかに質問はないかと申し出てくれた。よし、最後に質問だ。

◆プロペシアは8割に効く?

――あのですね、プロペシアを使う場合、どういうチェックをするんですか?

「まずね、はじめに血液をチェック。で、大丈夫だったら使う。また4カ月後くらいに血を調べて、変な数値が出てなくて臓器が大丈夫だったら、また使う」

プロペシアは、肝臓に負担をかける薬である。ほかの病気にかかったら、薬の適合性を考えて中止するかどうか決めるという。

――耐性などが出て、効き目がどんどん弱ることはないんでしょうか?

「さほど耐性は強い薬ではないけど、どんな薬でも徐々には効かなくなる。そういう場合は、別の抗男性ホルモンに切り替える。そうすれば、またあとで効くようになるから大丈夫」

スピロノラクトンからノコギリヤシまで準備されているのは、こういう理由からだったのだ。

――で、プロペシアですが……言われているほど効くんですか?

「まあ、8割くらいの人に効くって言うね」

日本毛髪科学協会では、実際のところ満足できるほど効くのは1~3割と言っていたのだが、言い分が大きく違う。

――ほんとに、医者として、臨床的に見て、そんなに満足するほど多くの人に効果が出ますか?

「まあねえ……。個人差はあるけど、いまのところ一番いい薬だからねえ」

どうも積極的な感じではないが……。言いにくいところがあるのだろうか。使用上の注意を聞いてみた。

「まあ、安全な薬だけどね、やっぱり性欲が減退する。ちょっと、人によって女性っぽくなるね」

説明書にもある注意事項だ。プロペシアの説明書によると、治験者の2～3％に勃起不全、性欲減退、射精量減少が認められ、発売後市場調査では胸が肥大する例も見られたという。

「あとね、子どもつくるときは飲まないほうがいいね」

これは、尿道下裂など男子胎児の生殖器に異常をもたらす、催奇形性の問題だ。日本毛髪科学協会でも注意されたことなので調べていた。

プロペシアの説明書には、確かに服用者の精液中に抗男性ホルモンのフィナステライド成分が検出されると記している。だが、検出された平均値が一般的に奇形を生み出すようなレベルではないということで、とくに服用男性の性行動を禁じてまではいない。

とはいえ、これはあくまでも臨床段階においての結論である。精液から微量といえど抗男性ホルモン成分が検出されるのなら、医者として子づくりの際に断薬させるのは当然である。ちなみに、尿中には服用量の39％もが排泄されるという。

また、「子どもつくるときは飲まないほうがいい」とは、服用中に子どもができてしまうことを絶対に避けなければならないという意味である。だが、万一できちゃったらどうするのか！　有史以来、子どもというものは、ついついできちゃうものではないのか？　とにかく、避妊は完璧にする、もしくはできるだけアレをしない、アレをするなら配偶者やパートナーには服用していることをあらかじめ知らせるなど、さまざまな道義的な問題と向きあわねばならなくなることは間違いないだろう。

ちなみに、前立腺肥大の治療に用いられるプロスカーは、1錠中にフィナステライド成分を5㎎含んでいる。これはプロペシアの5倍にあたる。こちらの薬では、「妊娠中か、その可能性のある女性は、プロスカーを服用している男性との性的接触により薬剤の暴露をうけないようにすること」という注意事項がはっきりと公表されている。

◆良識ある医者は飲むミノキシジルを使わない？

――あのですね、飲むミノキシジルはどうですか？　さっきカタログになかったんですが。

「(困惑した顔で)いや！　あれは……あれはダメです、使えない。もう、循環器から全身まで副作用が強すぎる。アメリカでも良識のある医者は、こういうのを髪の治療には使わないよ。そもそも、ミノキシジルっていうのは、内服の降圧剤だったんだけど、あまりに副作用が強すぎるということで、扱われなくなったものだからね」

飲用ミノキシジルの話は取材当初からよく聞いていたが、ここまで危険なものだったとは驚きである。

ほかに使用する薬はありますかと質問すると、「女性ホルモンも出せますよ。ほとんどピルみたいなもの」との返事。しかし、避妊薬のピルは、高濃度の女性ホルモン剤である。男性に投与すると本当に女性化してしまうが……。

「まあ、そうならない程度だけどね。うまく量を見ながら。でもさあ、プロペシアだって女性ホルモンみたいなものだよ。精子つくる能力も低下するでしょ」

確かにプロペシアは、睾丸に多く分布している5αリダクターゼの作用を阻害する。結果として精子形成に障害を起こす。ここらへんの医者の説明は、さすが「インフォームド・コンセントを重視している」と宣伝でうたっているだけあって、正直でありがたいのだが……。プロペシアですらかなり怖くなってしまったことは確かだ。

そろそろ引き上げ時である。医者はもうすでにガンガンに貧乏揺すりをしている。採血してヘアエステに行くように指示をもらい、私は診療室を出た。別室にて看護師による採血。顔を背けているうちにブスリ。思ったより痛くなく、それも手早く終わった。脱脂綿を注射跡に貼りつけられ、そのまま休む暇もなくヘアエステへご案内となる。

◆発毛、なかなかうまくいきません

ふたたびアーケードの通路に出て数ブロック歩き、さっきのバイアグラ先生の部屋のさらに奥の小部屋に案内される。戸を開けると、おそらく40代前半といった医者が、パソコンをいじっていた。

「あ、どうも」

医者は目を上げて、私にイスを勧める。髪はかなりある。真っ黒くて、七三分け。顔立ちはかなり濃い。長いまつげに縁取られ、目つきなど、どこか女性的だ。ところが、やたらとヒゲが濃い。鼻から下は青々としている。

これは……かつてテレビで流行った、石橋貴明扮するホモ侍に似ている。ホモ侍先生と呼びたいところだが、あのキャラは一時期差別問題に発展したというから、今回は略して石橋先生と呼ばせていただこう。

「えー、ヘアエステのご相談ということで」

石橋先生は、なんともしっとりした声で説明を始めた。

まずはじめに、クレンジング剤を塗ってスチームを頭にかける。つぎに、シャンプーとリンス。その後、育毛剤の塗布を行う。最後に、頭皮と肩のハンドマッサージ。しめて50分で、1回5250円。

――うおッ！　安いですね。育毛サロンだと、もっといろいろやるにせよ、相場1万5000円ぐらいはしますよ。

「育毛サロンはエステですからね（笑）。まあ、こちらは治療行為の一環としてやってますから」

ここで使う育毛剤について聞くと、医薬品ではなく殺菌目的のものになるという。要望によっては、ここで処方されている発毛剤を使うこともできるという。

――えー、話は変わるんですが、このヘアエステは、ミノキシジルとか使わないとしたら、どのくらい効果があるんですかね。

「それは、まあ、これだけだと……まあ、よくて、予防になるかならないかくらいでしょうね」

――つまり「育毛」ですよね。

「ええ。そもそも発毛自体がなかなかうまくいきませんよ。男性型脱毛の場合は、かなり進んだ人だと最先端のお薬を使っても発毛は厳しいです。とくに50～60代になってくると……薬自体が効きにくいので」

――どちらかというと、ああいう薬は若者向きということなんですか？

「そもそも脱毛現象っていうのは、体自体の老化現象でもありますしね。皮膚の老化とか、組織の老化、血行障害とか。まあ、どうしても（治療開始は）早いほうがいいですね」

「ほかに質問がありますか」と尋ねられたので、この業界について聞いてみる。

◆企業と医療の癒着トラブル

――えーとですね、こういうクリニック、ほかにもあるじゃないですか。城西クリニックが所属しているヘアメディカルグループとか、かなり繁盛してるみたいですが……どうなんでしょうか？

「ああ、あそこはアートネイチャーですよね」

――え、ええッ、アートネイチャー？

と驚いてみせたのだが、じつは承知だったりする。

かつてアートネイチャーは、ヘアメディカルグループ（当時の名称は「メディカル発毛研究所」）と

「発毛時代」という共同企画を立ち上げていた。アートネイチャー側が男性型脱毛の患者をメディカルグループ所属のクリニックに送り、代わりにメディカル側はアートネイチャーが販売するシャンプーなどを客に勧めるという関係で成り立っていた。企業と医療の癒着的な関係である。この「総合発毛理論」と称する脱毛治療には、ミノキシジルが使われていたという。

しかし、テレビCMでも大きく宣伝されていたこの「発毛時代」は、結局3年ほどで幕を閉じてしまう。おもな原因は、企業側とクリニック側で利益をめぐるトラブルがもち上がったことであるという。アートネイチャー側が客にカツラを売りつけてしまい、メディカル側に客を回さないといった内部告発記事が写真週刊誌に掲載されたこともある。「発毛時代」の終焉の理由について、アートネイチャーに電話で取材した。

「あちらは発毛に関しては独力でもできますから、そういう意味でわれわれが必要ではなくなったんでしょう」

アートネイチャーの潜入取材では「未承認薬の実験を社内で行った」と聞いていたが、いまから考えると、この「発毛時代」プロジェクトに関係したものだと予想される。かの丸山カウンセラーは、医療機関と提携しているリーブ21を徹底的に非難していたが、実際はアートネイチャー自身も通った道であったのだ。なんとも皮肉な裏事情である。

――アートネイチャーとヘアメディカルはもう分かれたんですよね。

「あれ、経営者同じじゃなかったっけ？」

――いや、ヘアメディカルのほうは、薬用紫電改つくったり、リアップの監修とかで有名な武田克之っていう医者いますよね。あの人が理事長やってる非営利NPOと関係あるみたいですが。シャンプーとかリンスとか、そこで企画して売っているみたいですね。

「詳しいね。そうだっけ」

などとだらだらと業界の話が続き、本日はお開きとなった。

「で、どうしましょうか、ヘアエステ?」

ぜひ一度お願いしたいと言うと、受付で会計の際に予約を入れてくれとのこと。支払いは、保険適用の血液検査代が5000円、それに診療費込みで8000円程度だ。

次回、私の血液からはどんな検査結果が出るのだろうか、いささか不安ながらも楽しみである。

化粧品会社薬剤師●石けんかアミノ酸系か？　最後の聖戦

◆光山さん登場！

石けん側に続いて、今回は一般化粧品側の取材である。今回ゲットしたのは、某有名化粧品輸入会社で薬事関連業務を担当し、薬剤師の資格をもつ光山秀男さん。化粧品開発の分野でも活躍しており、「芸能人は歯が命」のＣＭで一世を風靡《ふうび》した歯磨き粉「アパタイト」の開発陣のひとりであった経歴をもつ。

これはぜひお話を聞かせていただかねばなるまいと、待ち合わせ場所のトルコ料理屋へ。取材先に現れた光山さんは、これまた気さくなおじさんであった。頭髪は豊かな短髪で、これまた信頼性がある。いったいどんな洗浄剤（シャンプー）をお勧めするのだろうか？

これまで、いろいろ育毛サロンやら医者やらを当たってみたが、どんなシャンプーがいいのかイマイチよくわからない。どういう基準で選べばよいのだろうか？

◆ラウリル硫酸、ラウレス硫酸はNG

「うーん。やっぱりピンキリあるからねえ」

——ラウリル硫酸ナトリウムはあまり使われなくなってますが、ラウレス硫酸ナトリウムとかは、まだまだ盛んに使われてます。合成界面活性剤だからダメだという医者がいたり、別にそんなに関係ないと言われたり。

「ラウリルもラウレスも、ぼくはいいと思わないな。刺激が強い、しかも発ガン性も取り沙汰されていたし」

やはり、開発者側としても、できるだけ使いたくない成分なのか。

ちなみに、合成界面活性剤に関する明確な発ガン性のデータは、いまのところない。発ガン性に関する疑惑は、いちおう日本では70年代にケリがついたとされている。三重大学をはじめとする各大学や研究機関の調査において、合成洗剤の皮膚吸収が動物実験で実証され、手荒れなどの皮膚障害との関連性も裏付けられた。それでも、発ガン性だけは確認できなかったのだ。

——実際、一部の合成界面活性剤は刺激性が強くて、主婦湿疹などの原因になることも多いようですし。まあ、どうしたらいいかなと。

「うーん、ぼくは、やはり肌の健康を考えたら、ラウレスとかは使わないにこしたことはないと思うよ。ぼくも自分がつくる化粧品には使わない。業界的にも、化粧品にはあんまり使わなくなってきているし。ほかにも、いっぱい界面活性剤はあるから、別のを使ってもいいんじゃないかな」

◈アミノ酸系シャンプーはお勧めか?

――アミノ酸系シャンプーはどうですか?

「アミノ酸系シャンプーはすごくいいと思うよ。あれはね、刺激がないし、洗ったあとの髪も指通りはなめらかだし。とくにね、美容師さんの手荒れが治まったっていうこともよく聞いてますよ」

――以前、石けんメーカーの人と話したとき、アミノ酸系シャンプーも合成界面活性剤だから、肌に浸透していってダメージになる、って聞いたんですが……。

「うーん、アミノ酸はタンパク質を構成するものだし、肌に吸着しやすい。それは確かだと思いますが……。私はアミノ酸程度まできたら、そこまで問題はないと思います。石けんも、肌にはよいとはいえ、界面活性剤なんだから浸透力はあるし」

使いやすさなど考えたら、やはりアミノ酸系が一般的には製品として受け入れられやすいでしょう、と光山さんは付け加えた。

――でも、アミノ酸系シャンプーとうたっていても、純粋にすべての洗浄成分がアミノ酸系だけのシャンプーって、ほとんどないですよね。なかには、ちびっとしか入っていなくて、あとはひどい成分なのに、堂々と「肌に優しい」だのうたっているのもあります。

「うーん。アミノ酸系は洗浄力が低いから、一面仕方ないところがある。たとえば……以前つくったことあるんだけど、ココイルグルタミン酸ナトリウムだけでつくろうと思ったら、ちゃんと洗えるようにするため、濃度が70％は必要になった覚えがあります」

――普通は20～40％ですから、2倍近く界面活性剤が入ることになるんですね。そうするとコストもかかるってことですか。

「そう、アミノ酸系洗浄剤は高いんだよ。ラウレス硫酸ナトリウムが1キロ250円程度なのに、ココイルグルタミン酸ナトリウムはキロ500円以上はするからね」

――結局いまだに、ラウレス硫酸ナトリウムとか、指定成分級の強い成分が盛んに使われているのは……。

「やっぱりコストの問題が一番でしょう。そもそも安い。それに、洗浄力が強くて刺激性があるけど、薄めて、あといろいろ緩和剤なんかを入れれば、さらに安くあがるし」

だいたい、若いうちは肌が強いからかなり強い成分だろうと、めったなことでは大きな被害にはならない。あとは、流行のいろんなイメージをくっつけてしまえば、内容がどうであろうと勝手に売れてくれる。買い手に知識がなければ、シャンプーなど化粧品の安全性が高まっていくことは望めないのかもしれない。

◆界面活性剤はできるだけ使わない

――やはり、アミノ酸系で洗ってますか？

「ええ、アミノ酸系で」

私は光山さんの頭髪を見た。豊かな短髪で、まったく問題がない。

――アミノ酸は洗浄力が低すぎるということはありませんか？

「いやいや、どんな製品だって汚れが落ちないなんてことはないよ。洗い方の問題だよ。石けんだってなんだって、雑に洗ったら、そりゃなんだってダメなんだから」

洗髪の頻度を尋ねると、「3日に一度くらいかなあ。いや、私けっこう脂は出るほうなんだけどね」

とのこと。

――でも、化粧品業界だと、毎日洗えっていうのが通説じゃないですか。

「いや、私が毎日洗ったら、肌が痒くなっちゃうんじゃないかな？」

――界面活性剤で洗うこと自体が、少なからず肌にダメージを与えると言われているようなので、私も、洗髪回数をちょっとずつ減らそうかと考えているんですが。

「界面活性剤は、まあ……本当はできるだけ使わないにこしたことはないよね」

美容業界でも、肌に負担をかけないためにダブル洗顔をやめようという動きが広まっているようだ。ゲラン、クリスチャン・ディオールといった有名化粧品会社の美容アドバイザーを歴任した佐伯チズのベストセラー『佐伯チズの頼るな化粧品！』（講談社、03年）などに詳しい。洗浄は肌に負担であり、老化をそれだけ早めるというのが彼女の持論である。

「ぼくもね、肌への負担を抑える化粧品つくってるんだよ」

話を聞くと、光山さんは「アシスト・フォーム・ジェル」なる製品をつくっているという。界面活性剤の量を減らすためのジェルであり、これを洗顔剤などに足すと少ない量で洗浄が行えるそうだ。保存料その他の成分が気になるところだが、育毛にも使えるかもしれない。美容的側面ばかりでなく、こうした安全性の面でも、化粧品技術がどんどん発達してくれるとありがたい、と感じた次第である。

ふたたびパレスクリニック●初体験　医者が行うヘアエステ

受付に行くと、そのまま診療室にまわされ、さっそくバイアグラ先生とご対面となった。

「えー、このあいだ採血したんですよね。で、結果が出てますから」

医者はピンク色の検査結果を出す。細長い紙切れで、いろいろな数値が印字されている。

「これ、欄ごとにあなたの結果と、正常値が並んで書かれているからね。説明するから」

――よ、よろしくお願いいたします。

「まずね、一番。FT4っていう数値ね。これはね、甲状腺ホルモン。多くても少なくても髪に影響するからね。これが、あなたは1・345。正常だね」

――0・88から1・88までが正常値だから、ああ、真ん中ぐらいですね。

「つぎに血清テストステロン値ね。これが……これが？」

と、バイアグラ先生は突然押し黙った。沈黙が流れる。

◆化け物じみた数値!?

私は不安のあまりデータを覗き込んだ。私の血清テストステロン値は、6・0か。それで、正常値は……。

おいおい、0・1から0・9だと？　小数点以下じゃないか！

——ちょっと待ってくださいよ！　俺、いま、正常値の6倍以上もテストステロン出てるってことスか。明日ごっそりハゲるに決まってるじゃないスか！

「いや……ちょっと待って。これ、違うよ」

——(絶望的な声で)……なにが違うんスか？

「これ、女だ」

と、医者は私の名前の横の性別欄を指差す。「女」と印字されている。

「ああ、間違って女で処理されたんだな。これ、君の数値の横っちょに書いている0・1から0・9って、女性の場合の正常値だよ」

一挙に脱力する。まいった。

医者は、卓上の分厚い本を開いて、男性の正常ホルモン値を調べ出す。

「この本、見てごらん。成人男性のテストステロンは、3・0から8・2。だから、6・0は正常値だよ」

——(溜め息&舌打ち)

「わはは、よかったなあ。でも、これ名前からわかるよなあ、男だって。あっち馬鹿だなあ」

まったく、軽く薬害っぽい精神的ダメージである。

私のデヒドロテストステロン値発表！

「つぎ、これが一番問題だよ。血中のデヒドロテストステロン値。これが一番関係あるんだ」

――5αリダクターゼで活性型になったテストステロンですよね。

「そう。これ、正常値は、20代の男性では1600～5650。30代では1450～4600。40代で660～3040」

――私は、えーと、2160ですか。

「全然、大丈夫だ。どの年齢でも正常値だよ」

卓上に開かれた医学書が明らかにしているように、年齢を経るごとに、テストステロンならびにデヒドロテストステロンの分泌は少なくなっていく。10代の思春期がもっとも分泌する年代なのだ。ここでまた、基本的な謎が再燃する。

――でも、いわゆる男性型脱毛は、男性ホルモンが落ち込んでいけばいくほど、どんどん激しくなっていくわけじゃないですか？　だから、やはりレセプターの感受性の問題のほうが全然重要で、このデヒドロテストステロン値って、測ってもさして意味ないんじゃないですか？

「うーん、だけどねえ。これが正常より多いとハゲやすいっていうのも一方であるからねえ」

この数値は、後にプロペシアを投与したとき、どの程度阻害されているか比較するためにこそ有効なものではないかと思うのだが。

――実際、ここに来た男性型脱毛の人って、例外なくこの数値が高く出ていましたか？

「……まあ、傾向としてはある。飛び抜けて高いと、やっぱりハゲてる人は多いよ」

どのみち、レセプターの感受性が高まるなどの発症メカニズムについては、まだよくわからないことも多い、とバイアグラ先生は付け加えた。

「とにかくデヒドロテストステロン値は年齢で変動があるから、たとえいま少なくても、安心ではないんだよね。数年後にまた測ったら、いきなり正常値より高くなっているかもしれないし。いまのところは……毛穴を掃除することぐらいでいいと思うけどね」

いや、まだ調べられることはある。遺伝子検査によって、レセプターの感度そのものを測ってくれるクリニックが存在したはずだ。その名も城西クリニック。そろそろ予約を取っておかなくてはなるまい。

◆意外に安い薬物治療代

――えーと、ちょっと将来的な話なんですが、たとえば、ここでプロペシアやミノキシジルを処方してもらうとすれば、いくらぐらいなんですかね？

「どっちも1カ月8000円くらいだから、まあ合計で1万5000円くらいね」

――けっこう安いんと違いますか？

「高くやってるところもあるね。結局、自由診療だから、勝手に薬の値段決められるんだよね。でも、ウチはもう仕入れ値近くでやってる。ここより安いところは、まずないよ」

以前、日本毛髪科学協会で、医療クリニックで薬物治療を受けると月3万はかかるようなことを聞いた。確かに、それと比べて半額とはたいしたものだ。

——あ、そうだ。最後に。今日の検査結果で、仮に、私のテストステロンとかデヒドロテストステロン値がかなり高く出ていたとしたら、いまはまだ大丈夫でも、プロペシアを予防目的で出したりしてましたか？

「いや、できなくもないけど、いま健康な人には、普通はやらない。あくまで治療だから。それにね、安全とはいっても、いろいろある薬だから」

あなたはとくに大丈夫だからということで、せっつかれるようにして、ヘアサロンへとまわされてしまった。

◈お医者さまじきじき

そして、石橋先生と二度目の対面だ。「それではヘアエステいたしましょう」と、さらに奥の小部屋に通される。備え付けの洗面台とイス。簡素なサロンルームになっている。

——あれ、先生がやってくれるんですか？　全部？　マッサージとかも？

「はい、私がやります」

あの、本当に医者ですか？とついつい失礼なことを聞いてしまったが、まぎれもない医者だとのこと。これは最高にゴージャスなエステだぞ。

こうして、お医者さまじきじきの洗髪からスタート。使用するのは資生堂プロサイエンス・シャンプーだ。パンフレットには「ほかの洗浄成分に比べもっとも頭皮・頭髪への刺激性の低いＡＭＴにタウリン類を配合することにより、さらに刺激性を減少」した製品とある。ＡＭＴとは、アシルメチルタウリン系という洗浄剤。タウリンはアミノ酸だから、これはまぎれもなくアミノ酸系シャンプーだ。悪くない。資生堂さん、これサロン用なんて言わずに、市販してくれませんか？

洗髪後はトリートメントの塗布。さらに、マイナスイオンによる殺菌効果もあるスチーマー施術が続く。オゾン方式でマイナスイオンを出しているようだから、結局はオゾンスチームと同じである。医療クリニックなのに、マイナスイオンなどという、効果がはっきりしていない施術があるとは……。

こういうの、ちゃんと改善したというデータがあるんですか？と聞くが、「へへ……、まあ。へへ……」との答え。つまり、ないということか。

最後にマッサージ。なんとお医者さんが、一生懸命に私の頭と肩を揉んでいる。雑で適当だが、優越感にひたれて、なんともグッド……。だったのに、すぐ終わってしまった。10分揉むって言われてたのだけれど。

――あれ？　終わりですか？

「ええ、終わりです」

――5分しかやってないっスよ。

「(笑いながら)へへ……、終わりです」

――(笑いながら)いやぁ、まだ5分スよ。

粘ると、医者はプラス1分くらい揉んでくれた。さらに粘ると、プラス30秒。次は15秒くらいだろうか。優しい私はこのくらいで切り上げた。

最後に育毛剤を塗られる。「246プロサイエンス・薬用バイタライザー・シッケンBL」という、やたら長い名前の製品だ。これまた医薬部外品で、内容成分は完璧には把握できないが、細胞活性化成分であるタウリンが目玉のようだ。

こうしてヘアエステが終わり、受付の待合室へ。女性客のなかで落ち着かない気分で会計を待っていると、頭頂が薄くなった中年男性が、ふっと受付に現れた。処方箋とシャンプーらしきものを受け取ると、うつむいて、おどおどと足早に帰って行った。

もっと、堂々としてもいいんだ。悪いことしているわけじゃないのだから……と私は、中年男性の苦しみを我が身のことのように感じながら、手早く会計をすませる。

そしてやっぱり、おどおどと人目を忍ぶように店をあとにしたのであった。

城西クリニック●髪はおまかせ　日本最大へアメディカル方式

ついに城西クリニックの潜入取材である。ここは、日本最大の毛髪治療グループであるヘアメディカルグループの東京支部だ。薬物による治療のほか、植毛、精神科までそろっているというから、まさしく髪の総合治療院である。

それにしても、ここの人気は大変なものだ。なにしろ、予約がなかなか取れない。私も、一カ月半ほど待たされて、ようやくこの日を迎えることができたくらいだ。

場所は西新宿。でかいビルの15階にテナントがある。足を踏み入れて驚いた。すばらしい内装だ。受付には、仕切り代わりに高価そうな薄い水槽がディスプレイされている。青い照明にライトアップされ、中ではぐるぐると気泡が渦巻いている。水の壁の向こうで、てきぱきと働く看護師が、これまたべっぴんぞろいである。なんたる繁盛ぶりか。まるでニューヨークのセレブ御用達デンタルクリニックだ(もちろん行ったことないけど)。

◆謎の女医登場!

問診票の空欄を埋めたあと、雑誌をめくりながら順番を待っていると、ついに名前が呼ばれる。

同時に、女性の医者が奥から歩いてくるが……女医とは想像していなかった。彼女に連れられて別室に移動するが、どうやら診療室ではない。机とイスだけがある、からっぽの部屋である。

簡単な問診が終わると、診療システムの説明だ。今日の初診は1万5000円とのこと。事前に把握していたが、なんとも高い。ほかの美容・形成外科も調べたが、初診料はだいたい5000円が相場なのに。

「まず、採血検査をしていただきますが、それで問題がなければお薬を処方いたします。そのあとは診療費込みで月3万円です」

薬は1回につき1カ月分処方されるという。このため、このクリニックには月に一度のペースで通うことになる。ちなみに、血液検査は半年に1回だ。

質問はないかと言うので、私は脂と脱毛の関係などを彼女に聞いてみた。

「私は医師ではないので……ちょっと、わかりかねます。あとで、先生に聞いていただいたほうがよろしいですね」

あれ、あんた医者じゃないの？　白衣を着ているし、どうやら看護師でもなさそうだ。彼女によれば、カウンセラーだということだが……謎だ。もしかして、このへアメディカルグループの経営組織の関係者なのだろうか？

◆気になるプリント

彼女は、最後に薬の注意事項ということで、私に2枚の紙を差し出した。「治療内容説明書」「理想的な一日の流れ」と書かれたプリントだ。淡々と注意事項を話し出す。

「お薬の副作用で、めまいとか立ちくらみとかが起こることがあります。もしそういう症状が出たら、先生にご相談してください。あと、なにか体調が悪いときも、お薬の量を調節しなければならないのでお知らせください。ほかの病院でもらったお薬も、全部教えていただくことが必要です」

机の上に広げられたパンフレットには、巨大な赤い字で「お薬を勝手にやめてはいけません」と書いてある。ミノキシジルに関する注意であることは確かだ。よく知られているように、降圧剤はいきなり止めてはならない。降圧剤から離脱するためには、徐々に投薬量を減らす過程が必要となる。突然の断薬はリバウンドによる血圧の急上昇を招き、人によっては死亡する可能性があるのだ。

とはいえ、断薬についてまで指図するようなことは、塗布の使用のレベルではあまり聞くことがない。手元の「治療内容説明書」を見ると、「治療中一時的に体毛が濃くなることがあります」とのただし書きがある。これは明らかに、経口の際のミノキシジルの副作用だ。

もしかして、パレスクリニックでは「まともな医者なら投与しない」と言っていた飲用のミノキシジルを扱っているということなのか……。

謎の女性は注意事項をあらかた読み終わったあと、「私どもではこういった製品をつくっているん

図2　理想的な１日の流れ

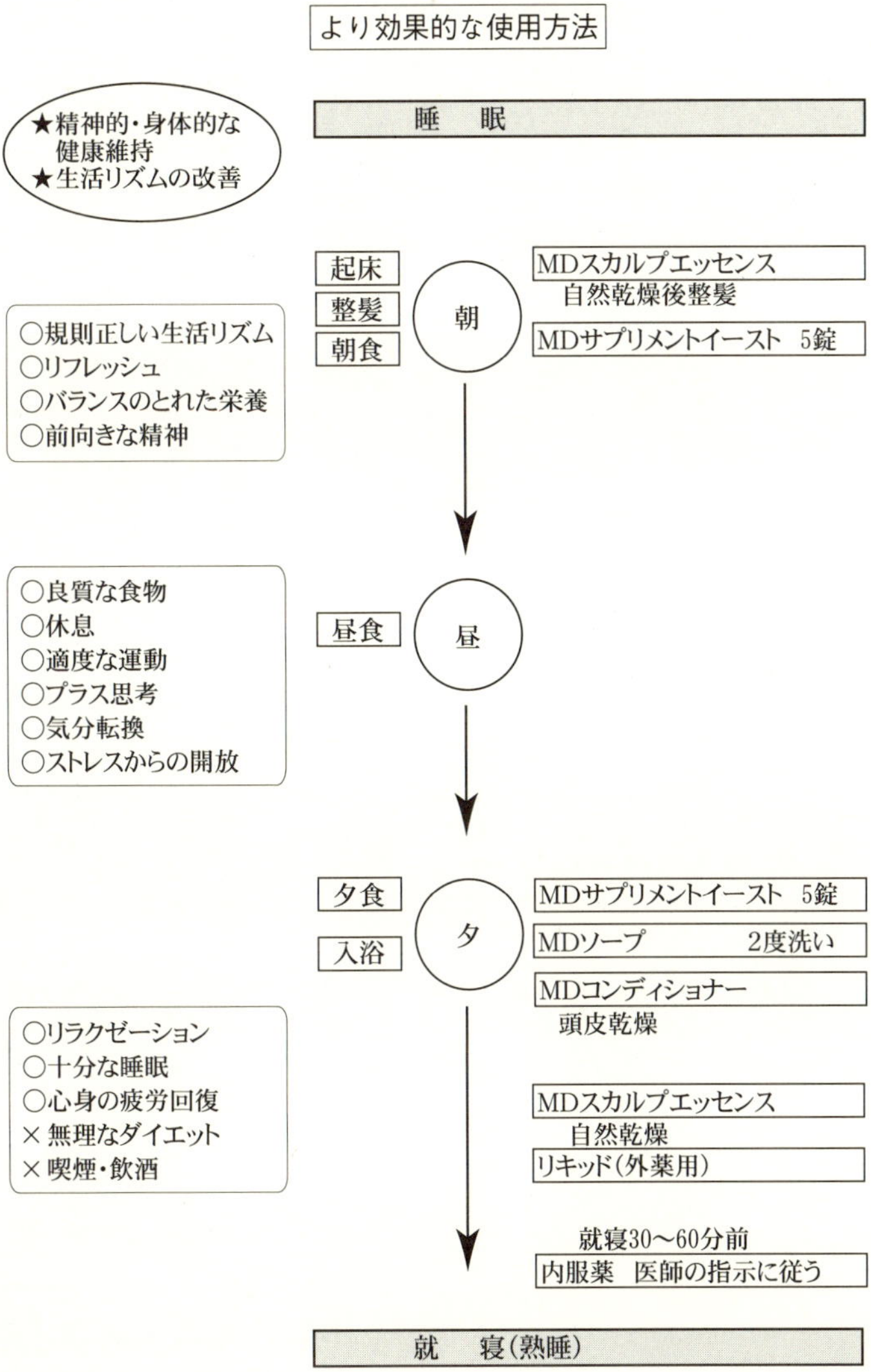
より効果的な使用方法
睡　眠
★精神的・身体的な
健康維持
★生活リズムの改善
起床
整髪
朝食
朝
MDスカルプエッセンス
自然乾燥後整髪
MDサプリメントイースト　5錠
○規則正しい生活リズム
○リフレッシュ
○バランスのとれた栄養
○前向きな精神
○良質な食物
○休息
○適度な運動
○プラス思考
○気分転換
○ストレスからの開放
昼食
昼
夕食
入浴
夕
MDサプリメントイースト　5錠
MDソープ　2度洗い
MDコンディショナー
頭皮乾燥
○リラクゼーション
○十分な睡眠
○心身の疲労回復
×無理なダイエット
×喫煙・飲酒
MDスカルプエッセンス
自然乾燥
リキッド（外薬用）
就寝30〜60分前
内服薬　医師の指示に従う
就　寝（熟睡）

ですが」と、シャンプーやコンディショナー、そしてサプリメントなどのパンフレットを広げた。「治療効果を高めるためにこういった製品もお勧めしております。受付で購入できますので、ご検討ください」

「理想的な一日の流れ」というスケジュール表にも、このヘアメディカルグループが販売しているシャンプーやコンディショナーあるいは健康食品が、すべて組み込まれている。けっこう手広くやっているようだ。

さて、診察の前に調べることがあるというので、ホンモノの看護師に連れられて、別室に移動。まず、写真撮影。「下を向いて、もっと下!」などとガミガミ言われながら、頭部にカメラのフラッシュを受ける。続いて体脂肪測定だ。手を伸ばして金属の棒を握ると、私の体脂肪率が白日の下に数値化される。18%? げ、イチローより10%も多いが……。「デブですか?」と聞くと、そんなことはないらしい。男性の場合、20%くらいまでは適正とのこと。

◆脂は取ってもしょうがない!

待合室に戻り、30分ほどで再度呼び出しを受ける。ついに医者と面談だ。

診療室に入ると、大柄の、というか太った医者が、こちらを見て微笑んでいる。強いて言えば、眼鏡をかけた若乃花。年齢はまだ若く、おそらく30なかばと思われる(ついでに体脂肪率もそのくらいか)。髪は、やや短めに刈り込んでいる。とりたてて薄くはないが、地肌は少々見えている。

「あー、あなた、必要ないみたいですがねえ……」

開口一番、甲高い声で若乃花先生は言った。

「どこが気になりますか?」

——いえ、一年くらい前、ちょっとよく抜けたんですね。透けた感じになりました。いまは……どうかな、あまり変わってないような気がするんですが。

「抜けたの、ストレスかもしれませんね。遺伝的な要因はどうですか?」

——父が50代なかばで、薄くなってますね。

「じゃあ、遺伝ありますね。生え際は実際どうですか? どんどん後退していますか?」

——ええ、眉毛から手のひらすっぽり入りますね。

「ああ、でもそのくらいは年相応じゃないですか。29ですよね。自然現象の範疇《はんちゅう》ですよ。明らかに、急速に額が広くなってきたとかそういうことだったら、考えたほうがいいですけどね」

私はかつて育毛サロンに行ったことを告げ、脂が多いかもしれませんと告げた。若乃花先生は私の髪をかき分けて地肌を見る。

「……うーん。でもね、午後に行ったんでしょ?」

——はい、たいてい午後に。

「それじゃ誰だって脂はいっぱい出てますよ、これはまったく普通です。普通の頭というか男性特有の頭」

そうだ。言われて気づいたが、確かに、脂が多いだの少ないだのは、来店時間で大きく変わっていたのだ。アホだ……気づかなかった。

「脂が詰まって抜けるってことはないです。抜ける人が脂っぽいだけです。脂で抜けるなんてことはないんです」

――じつは、ほかの医者にもそう言われたんですよ。てことは、脂は取っても仕方ないんですか。

「取っても、出ます。つぎつぎ出ます。取ってもしょうがない。ぼくはそう思いますよ。……まあ、でも、取るにこしたことはないです」

むう。なにを言っているのかわからないぞ。

――つまり、脂で髪がどうこうなりはしないけれど、清潔にしておくのにこしたことはないということですか。

「そう思いますよ、ぼくは。だから、ウチでもシャンプーつくってますから、それで毎日洗ってくれればいいです。まあ、育毛サロンのことをどうこういうわけではないですが……(にやりと笑う)医者の立場から言わせてもらえば、われわれは、そういうところでダメだった人を相手にしてますからね。洗ったりマッサージして生えるんなら、誰でも生えるでしょ」

――あのですね、こういう説明も受けているんですよ。皮脂腺の中でできるデヒドロテストステロンが脂に入っていて、それ自体が毛根に作用してしまうから、脂は取らなければならない。

「ねえっスよ」

と、医者は私が言い終わらないうちに、吐き捨てるように言った。

「そもそも、基本的に脂はデヒドロテストステロンでなくて、むしろテストステロンでも出ます。

もちろん、脂の中に全然デヒドロテストステロンが入ってないとは言いませんよ。けれどね、毛乳頭でつくられて作用するものに比べたら、全然問題にならない程度スよ」

ここらへんの説明は、パレスクリニックと正反対、というよりいわゆる一般的な脱毛のメカニズムだ。脂は男性型脱毛を促進するものではない。こうとらえても、いいのだろうか？

◆ヘアメディカル製品をお使いください

——それではヘアケアについて聞きたいんですが、やっぱお勧めはアミノ酸系シャンプーになりますか？

「基本的にシャンプーってのは弱酸性のアミノ酸系。それはもう、ずっとむかしから言われてることですよ。これはもう当たり前のことで、いまさら始まったことじゃないスよ」

——いや、市販のはそうでもないみたいですが……。

「それじゃ、ぼくがお勧めしましょう」

と若乃花先生は、自社製品を説明し出した。

ヘアメディカルグループの独自製品であるＭＤスカルプシャンプー。これには、３つの種類があるという。まず、皮脂の多い人のためのタイプ１。普通の男性用で、脂がよく取れるという。つぎに、血行促進成分が多く入っている冷え性の人向けのタイプ２。最後に、界面活性剤が少なくマイルドな敏感肌の人向けのタイプ３。

通常価格1本7350円のところ、クリニック特別価格で5880円。

肝心の洗浄剤の名称は医者も知らず、製品も医薬部外品であるため把握できなかったが、アミノ酸系界面活性剤が主体であることは間違いないようだ。

このMDスカルプシャンプーのパンフレットとしてついてくる「髪の洗い方マニュアル」では、こんなふうに説明されている。

「NPO法人フューチャー・メディカル・ラボラトリーの医師たちの考え方としては、市販されている一般的なシャンプーやコンディショナーは、洗浄基剤として合成系の界面活性剤を使用していることが多く、基本的に頭皮や身体に害を及ぼすものと考えています」

フューチャー・メディカル・ラボラトリー。ヘアメディカルグループと関係の深い組織だ。理事長はリアップなど数々の育毛剤を監修した武田克之徳島大学名誉教授だが、これを読むかぎり、彼も合成シャンプー反対派だったようだ。ですけど武田先生、プレ・リアップシリーズのシャンプーは合成系の界面活性剤の代表であるラウレス硫酸ナトリウムが主要成分となってますが、リアップの監修者としてどうお考えになられますか……? それに、アミノ酸系洗浄剤といえど、合成系の界面活性剤には違いないのですが……。

ともあれ、このMDスカルプシャンプーは「頭皮や毛幹にとって害を及ぼさぬように」つくられたものであるという。

若乃花先生はシャンプーについては一家言もっているようで、さらに説明を補足してくれた。

「界面活性剤っていうものが、そもそも肌にはよくない。こういった成分は肌に炎症を起こす可能性すらある、だけどそれを使わないと汚れが取れない、こういう矛盾があるんですよ。でも、使わざるをえないから、いい界面活性剤を選んだり、濃度を調節して洗浄力に差をつけたりして、いろいろとわれわれは研究している。あと、よい天然成分もたくさん入れてるんですよ」

——でも、天然成分とか入ってても、結局すぐいっしょに流しちゃうわけで。効果は期待できるんですか？

「まあ、そういうのはおかず。そういうふうに考えたほうがいい。シャンプーで毛が生えるってこと、聞いたことある？　だから、ここで処方されるお薬が第一で、あとはおかず」

——（ぼそりと）おかずが高くつくのは困りますけどね……。

◆飲むタイプのミノキシジル出します

最後に若乃花先生は、以下のように私の診断をまとめた。

一時期多く抜けたのは、ストレスの可能性がある。また、現状は年相応といえるが、家系から判断すると遺伝的に男性型脱毛の疑いはぬぐえず、将来的にいつスイッチが入るかはわからない。

「だから、ここで遺伝的傾向調べればいいんですよ」

ありがたい申し出だ。もちろんそのために来ているのでもある。はたして、お値段はいかほどか。

「遺伝子検査費が1万9000円。あと今日の初診料は、お薬処方しないので採血しないから1万円。だから、今日は2万9000円かかるね」

——高《たけ》ぇな……。

思わず言ってしまう。おいおい、「iPod mini」が買えるじゃないかと、俗な考えが胸に渦巻く。しかし、未来の自分の状況を知るためには仕方ない。持ち合わせが足りないので困ったが、クレジットカードで支払いもできると言うので了承する。

「それで、もしレセプターの反応性が高いと出たら、予防でプロペシア……つまりフィナステライド出すこともできますからね」

それって、大丈夫なんですか？と思わず聞いてしまう。

「ぼくら統計もってますから、必要であると判断したら出しますよ。でも、使ってみなきゃわからない。それでもダメだとしたら、植毛とかみなさんそうしてますから。ここで全部まかなえるんですよ。なにもかも大丈夫ですから」

なんだか、イケイケドンドンといった感じの、かなりマッチョな方針みたいだが……。

——薬を使っても思ったほど効かない人は、やっぱりいるんですね？

「検査して感受性が高ければ、それは効きやすいけど、効果は人それぞれですから」

——とすると、１００％近く発毛するなんて言っている育毛サロンとかもあるんですが、あれはお医者さんから見たらどうなんですか？

「（苦笑）リーブ21なんかはね、薬使ってるみたいですよ。実際、いまここに来るお客さんも言ってますからね。でも、たぶん、ここと同じことまではしてないいんじゃないかなあ」

——どういうことですか？

「(誇らしげに)ウチでは飲むタイプのミノキシジルも出しますから」

予想が当たった。しかし、こいつは、パレスクリニックで「まともな医者なら処方しない」とまで明言されていた危険な薬のはずだが……。

――本来、すでに使用されていない降圧剤ですよね。飲むとなると、副作用がかなりあるんじゃないですか？

「ないっスよ」

若乃花先生は平気な顔で言う。

「あったら、ぼくらこんなゆっくりしたこと言ってられませんよ。まあ、量は調節しますよ、少量でも生えることは生えるんですから」と、余裕たっぷりな回答だ。

ほかにも投与する薬はあるのだろうか？　パレスクリニックで使用するという、スピロノラクトンなどのアンドロゲン遮断薬(レセプターに先回りして封じるもの)、また女性ホルモンのピルなどは扱っているか聞いてみた。

「まさか、そんなものは使いませんよ。男性にとって危険でしょ。だって、それ、デヒドロテストステロンだけでなくテストステロン自体も働かなくしちゃうんだから。おかまになっちゃうでしょ」

おいおい、なんてことだ。かなりマッチョだ。同じ毛髪治療クリニックといっても、パレスクリニックとは、まったく正反対の方針である。わけがわからない。どちらを信じろというのか？

◆予防すべきか、せざるべきか……

「じゃあ、採血してもらって、その結果を見て治療を決めましょう」と、若乃花先生はこの診察を締めくくった。

さきほど写真を撮られた部屋で採血。これで私の遺伝子情報が第三者の手に渡る……と考えると、ちょっと怖い。遺伝情報はプライバシーのなかのプライバシーだ。もちろん、いい気はしない。

会計はクレジットでお願いする。読み取り機にカードを通し、出て来た紙にサインし、今日の取材はすべて終了。帰り際、シャンプーを勧められたが、とりあえずパンフレットだけいただいた。

さて、勢い余って遺伝子までさらけ出してしまったが……。仮に感受性が激しく高いと出たら、プロペシアによる予防を勧められるかもしれない。それを服用すれば、確かに予防はできるだろう。

しかし、そこまでするべきなのか？　ハゲたらハゲたでいいじゃないか？　いや、それも困るしな……。いったい、私は髪とどうつきあっていくべきなのだろうか。いまさらながら根本的な問いに思い悩みつつ、クリニックをあとにしたのだった。

藤澤皮膚科●洗いすぎてはいけない　脱ステロイド・スキンケア

今回は、藤澤皮膚科に潜入である。ステロイド剤(副腎皮質ホルモン。強力な抗炎症作用をもつ)を可能なかぎり使わずにアトピーを治す療法を、脱ステロイド療法という。藤澤皮膚科は、この療法を提唱する皮膚科のなかでも筆頭格の存在だ。このため、目下、皮膚科医の主流を成す日本皮膚科学会と激しい対立を繰り広げている。

現在、日本皮膚科学会の理事長は東京大学大学院医学系研究科の玉置邦彦教授だ。となると、脱ステロイド療法の先陣を切る藤澤皮膚科に潜入すれば、以前受診した東大病院と対極の情報を手に入れられるかもしれない。私は、また新たなるヘアケア術を得んがために、一路、練馬区の西武池袋線大泉学園駅へと向かった。

◆ステロイドvs.脱ステロイド

じつはこの藤澤皮膚科、04年6月に、治療行為の是非をめぐって元患者に訴えられ、敗訴している。脱ステロイド療法における医師の過失が初めて認定されたため、話題になった事件だ。

原告はアトピー性皮膚炎の8歳の女の子とその家族。女の子は99年、別の病院でアトピー性皮膚炎と診断され、00年4月から藤澤皮膚科に通院。ステロイドを使わず、別の塗り薬などを使う治療を約3カ月間続けたが、全身に湿疹が広がり、約3分の2の頭髪が抜け落ちたり高熱が出たりしたという。

判決では、医師の処置が不適当だったとして640万円の賠償命令が藤澤皮膚科に下された。また、ステロイドによる「適切な治療」を施すため、女の子には金沢大学に入院する処置が取られた。金沢大学はステロイド推進派の屋台骨として有名だ。日本皮膚科学会内の「アトピー性皮膚炎・不適切治療健康被害実態調査委員会」の委員長であった竹原和彦医師が所属している大学である。

この一連の事実が示すように、脱ステロイド治療は、炎症のコントロールが効かなくなることが多い。とくに、強力なステロイド治療を行っていた人がそれを止めると、抑えていた炎症が一気に表面化し(いわゆるリバウンド)、壮絶な苦しみを味わうことも、まれではない。こうした治療は、ステロイドによって症状を抑えていく手法を取る現代の主流医学にとっては、まったく受け入れがたいものだろう。また、得体の知れぬ民間療法などのいわゆるアトピービジネスに付け入る隙を与えることも確かである。

ただし、その一方で脱ステロイド治療により回復した人も少なくない。ステロイドの長期使用は、免疫機能を低下させ、感染症にかかりやすくさせたり、ひどい皮膚炎を併発させたりするため、そもそも望ましいことではない。完全にステロイドに依存していた重症のアトピー患者が、それなしで生活を送れるようになったという事実は重要だ。

リウマチや喘息など、長らくステロイドで症状を抑え続けねばならない慢性病はほかにも多いが、少なくともアトピー性皮膚炎の場合、その治療にステロイドが必ずしも必要でないことを示した点は評価すべきだろう。一定の成果をあげている医師による脱ステロイド治療には、それ相応の価値を認めるべきではないだろうか？

目下の興味は、こうした脱ステロイド治療を行う医師がいかなるヘアケア術を授けてくれるのかということだ。

医院は大泉学園駅からほど近い、小さな雑居ビルの中にある。

平日午後5時半。裁判で負けたから、閑古鳥だろう……などと軽い気持ちで足を踏み入れると、受付近くまで人がぎっしり。さらに、上階が待合室になっており、そこも人でいっぱい。大繁盛だ。患者は子どもからおとなまで年齢問わずといった感じだが、やはりアトピーが多いようだ。顔全体が赤く腫れている女性など、なにかただごとではない。

受付にどのくらい待つか聞くと、2時間はかかるとのこと。結局名前が呼ばれたのは、3時間近く経過したころで、私はその間、外出許可をもらいロイヤルホストで食事をし、帰ってきてからさらに数冊の漫画本を読破してしまっていた。

◆藤澤医師登場！

衝立で仕切られただけの診療室へ足を踏み入れる。

院長の藤澤重樹医師は49年生まれだから、55歳である。その歳にしては、老けている。惜しいかな、白髪のうえ、髪も薄い。おでこが丸見えで、完全な男性型脱毛といえる。それに、かなり疲れているようだ。目がしょぼしょぼしている。このとてつもない数の患者を毎日毎日さばくとなると、かなり重労働なのだろう。さらに、木曜日には日大板橋病院でアトピー外来まで請け負っているという。お忙しいところ、私ごときが来て、すみません……。

髪の相談は後回しで、皮膚から診察してもらう。ちょっとしたテストというか、実験である。私はスラックスを引き上げて、くるぶしを出して見せた。１００円玉ほどの範囲に4～5個の小さな湿疹が散らばっている。

――これ、アトピーではないんですか？　去年くらいから出てるんですよ。ときどき、ここだけプツプツ出てきて、ちょっと痒くなります。

「これはただの湿疹だね。で、きみ、ほかにアレルギーはある？」

花粉症や鼻炎にかかりやすいことを話すと、「アトピー性皮膚炎ではないけど、アトピー体質ではあるね」。アレルギーが出ないように気をつけねばならないらしい。

――それで、ですね。この湿疹、じつはちょっと前に地元の皮膚科にも診てもらったんです。

そう、私はこの取材に先駆けて、別の皮膚科にかかっている。藤澤皮膚科と診察内容を比較しようと思って、地元の町医者を受診してみたのである。

そこは、家族で経営しているらしき、自宅兼用のおしゃれな建物の皮膚科で、ピアス開けやイオン導入によるニキビ治療なども行っているところであった。医師は、痩せぎすで地黒の若い医者（おそらく20代後半で、名字から察するにおそらくここの息子。将来の院長か？）。彼が、私の湿疹に処方したのは「メサデルムクリーム」なる塗り薬。とくに使用法に関する説明はなかったが、処方箋を見ると「効き目がとても強いステロイドです」とある。気になってどのくらい強いのか調べてみると、「非常に強力」というランクに位置することがわかった。ステロイドの強さは最強の1群から最弱の5群までに分かれており、これは2群に属するという。「お薬110番」というサイトでは、メサデルムについてつぎのような注意書きがある。

「かなり強力なので、症状の重いときに用いるほか、苔癬《たいせん》化した湿疹など皮膚が厚くなっている部分に適します。一般的に、顔など皮膚の薄いデリケートな患部には使用されません」

私の湿疹は、3～4つ程度のほんの小さな出来物が浮いている程度だ。普通の人なら、ほっておくだろう。しかも、肌は苔癬化などしておらず、患部の皮膚はなめらかだ。あの若い医者自身も「たいしたことはない」と明言していたし、素人目でもそんなにひどい様子ではないのだが……。

使用法の注意すらなかったのも気になる。1日3回、薄く塗る。1週間使って改善されないなら、すぐにやめる――口頭でこの程度の説明は欲しかったところだ。

さて、藤澤皮膚科の潜入に戻ろう。

――で、このメサデルムっていう薬なんですが、結局、使おうか迷ってまして。まあ複数の医者にかかるのはいまや常識っていうんで、こっちにも聞いてみようかと思って来たんです。

藤澤医師の顔をうかがうと、苦虫を噛み潰したような顔をしている。

「この程度のものに、そんな強いステロイドを出して……」

抑えた口調からでも、本気で怒っている感じが伝わってくる。やはり、藤澤医師にとってもありえない薬だったようだ。ここまでとは想像していなかったが……。

あの若い医者、いろいろしつこく質問したから、俺に対して嫌がらせしたんじゃないだろうな。医者のなかには、患者には抗生物質を安易に与えるくせに、自分の家族にはできるだけ与えないなどというのもいるというが……などと考えていると、突然私のスラックスのポケットから、ガリザリガリバリバリリリリ、と巨大な音が鳴り出した。きゃあ、と背後で看護師が叫ぶ。

ヤバい。なんてことだ、録音用のポケットレコーダから音が出ている！　しかも、最大音量だ。きっと、くるぶしを出したまま動いたため、ポケットの中でホールドスイッチがはずれて再生ボタンが押されたのだ。こりゃ城西クリニックの中を私が歩いている音だ。あろうことか、藤澤皮膚科内に城西クリニックが出現してしまった。

一瞬血の気が引いたものの、私は冷静に対処した。ポケットの中で停止ボタンと録音ボタンを押し直し、今度こそしっかりホールドをかける。なにをやっているかバレたろうか？　うーん。弁解しようかな、と思ったがやめる。

背後で看護師が、「なに、いまのいったいなに？」と騒いでいるが、藤澤医師はポケっとしているし、なかったことにしましょう。強引に潜入取材続行だ。

◈脂は取りすぎない、シャンプーは使わない

――それでですね、皮膚のケアなんですが、どうやったらいいんですかね。

「体は洗っちゃダメなんだよ、こう、ごしごしこすったりね、絶対ダメ。お風呂にもそんな入らなくていいよ。入るときは洗浄剤とかは使わないでね」

……風呂に、入らなくていい？　呆然としている私に、藤澤医師は言う。

「あのね、脂とか垢っていうのは、体を守るために出ているんだから、ついていて悪いってことはないの。そんなに取るものじゃないんだよ。こういう考えが、いまどんどん出てきているんだよ」

と、藤澤医師は卓上のプリントを私に渡す。

『日経ヘルス』（日経ＢＰ社）掲載記事のプリントである。アトピー・乾燥肌治療に関するもので、国立病院機構九州医療センター皮膚科科長の今山修平という医師が筆を執ったものだ。

「肌をふやかさない　保湿剤もつけない　『風呂断ち』療法で肌のバリアが回復する」と小見出しがあり、「わき、陰部、足の裏、足の間のみ石けんで洗う」「髪・頭皮は湯ですすぐ（シャンプーは使わない）」「顔や体は極力濡らさない」と、風呂断ちのやり方が説明されている。この方法によって、外界に対応するために人体が自ら適切な皮膚状態をつくり出すという。

◈五木寛之氏をさらに超えて

あえてなにも手をかけないことで、人体の自然治癒能力を引き出す。こいつはすさまじく「非常識健康法」に近い。だが、これを忠実に実行するとしたら、「頭皮は湯ですすぐ」だけだから、シャンプーは永遠に使わないってことになるのか？　無理だ……そんなこと！

「風呂断ち」のやり方

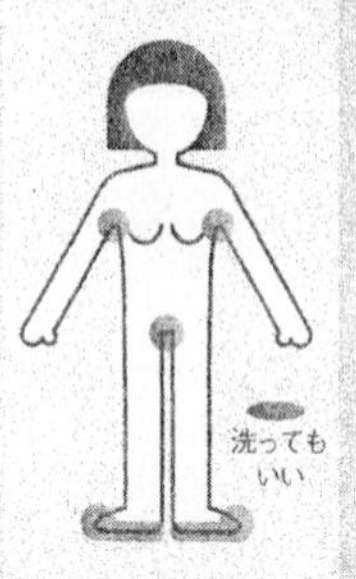

・わき、陰部、足の裏、足の指の間のみ石けんで洗う

・髪・頭皮は湯ですすぐ（シャンプーは使わない）

・顔や体は極力ぬらさない

「風呂断ち」の骨子は、極力肌をぬらさない・ふやかさないこと。入浴・シャワーをやめ、保湿剤も塗らない。1日1回、足の裏や陰部など不潔になりやすい場所のみ石けんできれいにする。髪や頭皮はぬるま湯ですすぐ。なお、現在ステロイド軟こうを使っている人は、急にやめると症状がひどくなることがあるので、必ず医師に相談すること。

注意！

ステロイド軟こうを使っている人は医師に相談を！

イラスト／雅 庵治

『日経ヘルス』より。アトピー対策としてだけでなく、示唆に富む

——しかし！　しかしですよ。これね、乾燥肌とアトピーの対策じゃないですか？　これ、私がやってもいいんですか？

「でもね、君もアトピー体質だよ。アトピーに限らず、脂っていうのはね、大切なんだよ」

——とくに乾燥肌でない普通の男性でも、頭をシャンプーで洗わないほうがいいんですか？

「うん、どうしても髪の汚れが気になるなら、2～3日にいっぺんくらいなら、まあいい。でも、肌のためにあまり強いシャンプーとかで洗ったりはしないようにね。石けんを使ってください。そして絶対ごしごしやらない。頭皮に負担かけないようにね」

——いや、あの自分、脂がちょっと多いと言われたこともあってですね。いや、そうでもないらしいんですが、まあ、ちょっとこれ見てくれませんか？

私は自ら髪を選り分けて、ずいと頭皮を藤澤医師の鼻先に押し出した。

「いや、とくに普通だよ」

――でも、以前ちょっと抜け毛が多くなってですね、ここらへん透けたんですよ。

「うーん、でも、この毛量は年齢相応でしょう。髪はね、男なら歳を取ると抜けちゃうんだよ。それが自然なんだよ。でも、もし一時期、変に抜けたというなら、洗浄剤が強かったかもしれない。石けんにしなさい」

◆不安になって来たんだね

もはや未承認薬について見解を聞くとか、そういうムードではまったくない。別世界だ。イメージ的には、上野公園のあたりに近い。呆然としていると、藤澤医師は優しい目で私を見た。そして一言。

「そうか、君……不安になって、来たんだね」

なんだ、一瞬、心を動かされてしまったぞ……。初めて、患者というか人間として取り扱われた気すらする。

このとき、裁判の結果にかかわらず、ここが繁盛するわけがなんとなくわかった。こういった人柄でなければ、患者に我慢を強いる脱ステロイド療法などできはしまい……。

「それでね、この足の湿疹だけれどね、痒みがひどくないようなら、あまり洗ったりしないで様子を見ていいと思うよ」

しかし、こちらとしては、この医師がこの湿疹にどんな薬を出すのかちょっと興味が沸いている。痒くなったらどうしたらいいかしつこく聞くと、「うーん、君、家が遠いのか。そうしたら、いちおう処方しよう。痒くなったら使ってみて」とのこと。ラッキーである。

こうして受診が終わり、会計をすませて薬局へ向かう。壁には、藤澤医師の対談記事が壁に貼られており、「一年間に一回しか入浴しないチベットでは、アトピー患者が存在しない」という彼の発言が見られた。

もちろん、チベットにアトピーがいないとしても、その要因はほかにいくつも考えられる。みんな体に寄生虫がいるとか、空気がきれいでアレルゲンが少ないとか……。とはいえ、洗浄回数は少ないほど肌にはよいのではないかという考えは、常在菌のレクチャーも受けている私にとって魅力的であった。現実的にどこまで私に可能かはさておいて——。

薬局からいただいた薬はグリパスC。痒みを抑える抗ヒスタミン薬のジフェンヒドラミンが主成分だ。地元の医者と比べてみると、あらためてその治療方針の違いが明らかだ。同じ湿疹に対して、かたやかなり強いステロイド剤、こちらはムヒのような痒み止めである。

クリニックの取材でも感じたことだが、同じ医者といってもこれほど違うと、もうなにを信じたらよいのかわからなくなる。たとえばフケ症の治療でも、同じ治療法にはなりえないだろう。複数の医者にかかってみることがどれだけ重要か、思い知らされた取材であった。

ふたたび城西クリニック●これが私の遺伝子だ！ 謎のナンバー23－16

最後の潜入取材は、ふたたび城西クリニック。ついに、遺伝子検査の結果発表である。

この1カ月あまりの間に、どこかの誰かが私の遺伝子をのぞき見て、ハゲるだのハゲないだの、将来は前立腺がヤバいとかヤバくないとか、やっていたのだ(この遺伝子検査は、男性ホルモンレセプターの感度調査なので、泌尿器科における前立腺病の遺伝子診断とほぼ同じととらえてもいい)。

医師は……あれ？　前の若乃花先生ではない。今度は、なんか岩城滉一みたいな感じのダンディなおっさんだ。髪はちょっと白髪まじりという感じだが、豊かなほうだろう。

「前回、遺伝子の検査をご要望されましたね」

声も、いい感じに枯れていながらどこか優しい。こいつはモテるぞ。

「こちら、結果が出ていますので、まずお渡しします」

◆謎のナンバー23－16

渡された紙には「androgen receptor 遺伝子多型」と書かれている。

そして「検査結果」として、「ＣＡＧリピート数23」「ＧＧＣリピート数16」と記されている。

「ちょっと説明させてもらうと、これはアンドロゲン、つまり男性ホルモンのレセプターの遺伝子の解析なんです。ただ、ひとくちに遺伝子っていっても、いろいろな構造があってね。これは塩基というものがいくつもつながって構成されている。……ちょっと生物の勉強みたいになっちゃうんだけどね」

岩城医師はニヒルに笑いながら、紙にアルファベットを書き出す。C、A、G、T。

「シトシン、アデニン、グアニン、チミン。この4つの塩基の組み合わせによって、あらゆる塩基はつくられている。そのなかで、CAGの配列がいくつもいくつも繰り返されて並んでいるところがある。これが、男性ホルモンのレセプターに関するところであろうといわれてるんです。あと、GGCの配列が多いところもそうであろうと分子生物学ではみなされている。この2カ所の数値をデジタルで解析して、どのくらい繰り返されているかを数値化するものが、この検査なんです」

——それが、このリピート数ってヤツですか。

「そう。たとえば、あなたの場合、CAGリピート数は23。そして、GGCリピートは16。これを足すと、39になります」

まわりくどくて嫌な予感がする。もしかして、悪い宣告が待っているのか……。私がハゲ体質なら、もう、はっきり言ってくれ！

「そして、われわれのデータでは、このあなたの39という数値は……」

——(イライラしながら)リピート数は？

岩城医師は、軽く咳払いをして私を見た。芝居はいいから、早くしろ！

「ハゲやすいともハゲにくいともいえない境界域とみなしています。細かくいうと、39に加えて40、41。この3つの数値は、男性ホルモンの影響を受けやすいとも受けにくいともいえないと考えられます」

なんだかよくわからないけど、ついに、結果が出た。なんという、ありがたいことか。そして、まわりくどかったことか……。

親父には悪いが、私はあんまり遺伝的体質を受け継いでいないようだ。ほんと、親父すまない。

――えーと、つまり、私はまあ普通というか、平均、真ん中ってことですか？

「ええ。まあ、そう考えてもいいです」

医師の説明によると、このリピート数が多いほどハゲにくく、少ないほどハゲやすいそうだ。つまり、39以下はハゲやすい。41以上はハゲにくい。

「そう、反比例。まあ、分子生物学ではこういわれているわけですね」

てことは、39の私は境界域のうちでも、いくぶんハゲやすいほうになるが――。

「まあ、そうですが。けれど、ひどくハゲやすい場合、34とかもいます。逆に43、44といった人も平気でいるんです。それを考えると、あなたはボーダーライン。年齢相応に近いハゲ方をすると思われます。もし、いまよく抜けるとしたら、ストレスとかほかの原因を疑ったほうがいい」

私の場合、生活習慣ならびにストレス管理、ヘアケアが重要であるという。

――実際、ハゲている人は軒並みこの数値が低く出ていますか？

「まあ、そうですね。傾向としてはあります。プロペシアなどの抗男性ホルモンを服用した場合、効果が高いですね。そういう方には、男性型ですから、ぜひやりましょう！という感じです」

——たとえば、私くらいの数値の人に、予防でプロペシア出したりは……。

「いやあ、しませんね。効果が弱いですし、ほかの要因だと考えられますから。ただし、この数値が34とか、かなり危うい人には、まあ予防として服用することも勧めないわけではないです」

◆脂は男性型脱毛と関連しない

では、どんなヘアケアをしたらよいのか。まず、脂が脱毛原因であるという説について尋ねた。

「脂で抜けるということは、男性ホルモンとは別次元ですね。ただ、まれにですが、過剰な脂が炎症反応を起こして抜ける場合はあります。でも、地肌が真っ赤《まっか》になったりした場合ですよ」

この見解は、東大病院をはじめ多くの皮膚科と共通する。通常の男性にはほとんど起こりえないようだ。

つぎに、脂の中にデヒドロステロンが入っているため、脂自体が男性型脱毛を促進するという説の真偽を問いただしてみる。

「いやあ、ないね。ない、ない。そんなことより、毛乳頭周辺で起こっている反応が問題とされますよ」

さらに、シャンプーについての考え方をうかがう。

「市販のシャンプーは女性のためにつくられているから、毛のキューティクルの補修とかそういうところにばかり目が行きがちです。頭皮にもいいものとなると、ほとんどないですね」

岩城先生はＭＤシャンプーのパンフレットを私に差し出した。男性には洗浄力の強いタイプ1をお勧めするという。

――あの、先生はなにをお使いになってるんですか？

「ぼくですか？　ぼくは……あの、タイプ3ですね」

――え、やっぱりマイルドなのを使うんですか？　もしかして、乾燥肌なんですか？

「イヤ、脂はよく出ますけども、まあぼくはこう髪が長いので、タイプ1だとごわごわしちゃって。だから、まあ3つめのものを使ってます」

と、なにかバツが悪そうな顔で微笑む。

――石けんについてはどう思いますか？

「あれは、洗浄力がすごく強い。いくら無添加でも、人間の肌にはよくないと思いますよ。炎症が起きやすい。しかも、こう、ゴワゴワガシガシきちゃうでしょう？」

これは、予想しない答えだ。石けんは（確かに製品によってばらつきはあるが）低洗浄力である。というより、ここのＭＤシャンプーの説明書にも「天然成分の石けんを使用して洗髪するのがよいのですが現実問題として十分に汚れが取れなかったり」とある。基本的事実については社内で合意に達していてくれないと混乱するじゃないか。

「まあ、あなたは今回は治療の必要はないと思われます。シャンプーは受付でも売っていますのでご検討ください」

私は礼を言って退出。こうして城西クリニックの取材は終了した。

◆遺伝子検査はどこまで有効か?

私の遺伝的傾向としては、とくに男性型脱毛が進行しやすいタイプではなかった。ただし、この結果をそのまま鵜呑みにもできない。

たとえば、私は、前立腺関係の疾患に関しても、とくにかかりやすい体質ではないということになる。だが、リスクを高める生活を続けていれば、その限りではないだろう。

前立腺の病気は、明らかに増えている。前立腺ガンは、現在アメリカで死因ナンバーワン。欧米型のライフスタイルを踏襲していくかぎり、いずれ日本でも死因の一位にのぼりつめることだろう。仮に遺伝的には前立腺の病気にかかりにくい人であっても、後天的な要因によって発症・進行し、命にかかわる大事態に陥っているわけだ。事実、若年性前立腺ガンなども増加しているという。ホルモンバランスに大きな影響を与える環境ホルモンの関与も取り沙汰されているから、これは間違いなく、後天的な影響である。

となると、同様に髪に関しても、男性型脱毛にかかりにくいはずの私が、なんらかの影響で、いきなり若ハゲを発症し、予想を超えたスピードでサムライ化してもおかしくはない。

結局、男性型脱毛に関しては、まだまだ研究不十分な段階なのだ。そもそも、遺伝子一般の作用機序もまだ十分に解明されていない。

「遺伝子は単独ではたらくわけではなく、第一の遺伝子が活性化されることによって第二、第三の遺伝子が次々とはたらきはじめるのが普通です」「ある生物学的現象は多数の遺伝子の協調の結果生じることであって、たった一つの遺伝子によって決まることではないのです」(前掲『毛髪を科学する』)

今回解析した遺伝子とて、男性型脱毛発症における単なる一因子以上のものではない。体のどこで、どんな遺伝的なスイッチが、いつ、なぜ入るかは、わからない。

しかし、すべての取材が終了した。いま、私は態度を決めなければならないようだ。いかなるヘアケアをするか、育毛剤は使うのか、いずれ発毛剤にまで手を出すか……。いったい私は髪とどうつきあっていくのか？　脱毛博士、君は髪になにをしてあげるのか？　私は、髪になにをしてあげるのか――。

エピローグ　「つくられたもの」を疑え

もう30になりました。いまのところ、3日にいっぺん、洗浄剤を使って洗髪することにしています。それ以上洗髪の間隔を開けると、不快感が先立って、なかなかむずかしいです。1週間我慢したら、痒くて死にそうになりました。

洗浄剤は、アミノ酸系シャンプーにするまでもありませんでした。運よく見つけた使い心地のいい石けんを使用してます。安くてラッキーです。あと、皮膚を大事にしようと心がけているので、育毛剤は使わなくなりました。効果が怪しいため、サプリメントも摂っていません。その代わり、野菜をよく食べてます。

こうしていると、そんなに変わりはしないものの、前頭部の透け感はあまり気にならなくなってきました。頭頂部の縮れ毛がなくなったことも付け加えておきます。なぜだか、さっぱりわかりませんが、あの陰毛のような毛には、ほとほとまいっていたので、かなりラッキーです――。

これは、あくまで「私の場合」である。とはいえ、なぜ私がこうした選択をしたかは、読了してくださった読者には明白だろう。また、この本には、読む人によって、ほかに取りうる選択肢がいろいろと残されていることも、理解していただけるだろうと思う。

この実録取材は、実録であるがゆえに、単純に決着のつかないたくさんの問題を残しているのだから。

髪を毎日洗えばいいのか、そうでないのか。

石けんを使えばいいのか、アミノ酸系シャンプーのほうがいいのか。

プロペシアや飲用のミノキシジルは、扱うには危険すぎる代物なのか、そうでないのか……。

専門家から、たくさんの回答があったのはご存知のとおりだ。誰の言い分から、どんな論理を導き出すかの選択は、各人の自由だ。最終的には、その人のライフスタイルの問題に帰すと思われる。ハイリスク・ハイリターンの未承認薬治療に挑む決意を固めた人もいるだろうし、あるいはいくつかの育毛サロンに心惹かれた人もいるかもしれない。ただ、筆者としておさえておいてほしいのは、以下の点だ。
①たいていの育毛剤は壮年性脱毛（男性型脱毛）にはさして効果がない。なぜなら、男性型脱毛はあくまで内分泌の問題だからであり、血行促進などをしてもたかが知れているからである。
②未承認薬をはじめとする治療は、あくまでもハイリスク・ハイリターンな手法であるということ。進行した男性型脱毛に対処するにはこの手法しか残されていないが、同時に危険も多い。しかも、必ず効くとも限らない。医療事故が起こっても、自由診療では患者の自己責任である。つまり、政府は責任をもたず、補償しない。承諾書を書くなどして医療契約を交わす以上、薬を処方した医師の責任を追及することもむずかしい。治療は医者任せにせず、知識を蓄えたうえで、あくまでも医者を利用するような気概で行うのが正しい。

③髪は脂のせいではめったに抜けない。脂が多く分泌するのは、脱毛現象と同時に起こる、男性ホルモンの作用の結果である。脂自体が男性型脱毛の直接的原因になるということはない。

④毎日髪を(あるいは肌を)洗わなければならないという言説は、日本式清潔志向の産物であり、それが健康をもたらしてくれるという医学的な裏付けはない。むしろ、常在菌などの研究により、ゆきすぎた清潔志向は、いずれ覆される可能性がある。

⑤洗浄剤は、ピンキリである。いかなる洗浄剤も、基本的に肌にダメージを与える。低い洗浄力の製品で丁寧に洗うことが、長期的にみて肌に望ましいといえるだろう。

⑥医者といってもさまざまな治療方針をもっている。仮に軽度の皮膚炎であっても、複数の医者にかかることは必要かもしれない。多くの皮膚炎には、抗菌剤(抗生物質)やステロイドが使用される。しかし、このような薬物をできるかぎり使用しない正規の医者も存在する。大きく分けて、医者には、現代医学に全幅の信頼を置くタイプと、自然回帰志向の強いタイプとがいる。病気の種類や症状にもよるのでどちらがいいとは一概にはいえないが、信頼できる治療をするところを選ぶのが肝心だ。

⑦健康な人には、サプリメントはとくに必要ではない。むしろ、長期間の大規模な疫学調査では、予期されなかった副作用が発見されはじめている。

⑧男性型脱毛症には決定的な対処法がなく、またそもそも「病気」ともされていないため、毛髪関連業界には胡散臭い商売が跋扈しがちである。それらは、いわゆるインチキ東洋医学やインチキ民間療法などの領域からやってくる傾向がある。インチキなものを見分ける方法を記して

おくとすれば、以下のようになる（出典は本多勝一『はるかなる東洋医学へ』朝日文庫、04年、カッコ内は筆者）。

（1）「なんでも治る」とする型のもの。

（2）異様に大金をとる（型のもの）。

（3）異様に宣伝する（型のもの）。

そして最後に、もっとも重要なこと。

皮膚炎による抜け毛や円形脱毛などは、できるだけ早く病院で治療しなければならない。だが、男性型脱毛は、どこまでいっても病気ではない。仮に薬物を使用して抑制するにしても、生涯続けるわけにはいかない。いずれ折り合いをつけなくてはならないのだ。男性型脱毛は、男性の自然な生理現象、老化現象なのだから。

日本毛髪科学協会で「髪に対する意識なんていうものは、かなりつくられたものだ」という言葉をいただいた。だとすれば、人が自分自身と折り合うことをむずかしくする、この「つくられたもの」こそ、ここまでわれわれの髪に対する意識を肥大化させている元凶といえるのではないだろうか。この「つくられたもの」に、ノーと言うことが必要である。

たとえば、最近の「つくられた」事例。資生堂が新製品の育毛剤アデノゲンの発売にあわせ、以下のような広告を衆目にさらして問題を引き起こした。

「薄毛はあなた一人の問題ではありません。子孫も迷惑です」

「薄毛の人は出世しても部長止まり。偉くなるのは薄毛ではない人のようです」

なんということだ！　これを使えば子孫が迷惑しないということは、遺伝子のCAGリピート構造でも変えてくれるのだろうか？　それはまったくありえない。

このアデノゲンなる育毛剤は、脳代謝改善薬としてよく使われているアデノシンという物質を含む商品である。アデノシンは、アデノシン三リン酸（ATP）の原料であるから、いわば毛根に直接エネルギーを与えるタイプだ。この本を読了してくださった人なら周知のことであろうが、こうしたタイプの育毛剤が内分泌の問題である男性型脱毛の根本的改善にかかわることはない。本人の問題すらまったく解決できないレベルの代物である。

私はこの取材において、こうした「つくられたもの」に懐疑の目をもつことを学んだ。健康ブームや清潔志向のなかにもこれらは潜んでいる。育毛剤は子孫の毛まで生やさないし、ある種の健康食品はむしろ人を不健康にする。ゆきすぎた清潔志向は、逆に有害な菌を繁殖させる。これらは髪だけの問題ではなく、髪を含んだ問題といえる。そして、こうした問題をはらんで書かれたこの本が、あなたの髪と頭皮のみならず、全身によい影響を与えることを祈って、筆をおきたい。

（この取材は、04年8月～05年4月に行われました）

二〇〇五年九月

双田　譲治

本書に登場するサロン・医療機関(掲載順)

会　社　名	住　　所	ホームページ
アートネイチャー	東京都渋谷区代々木 3–40–7	http : //www.artnature.co.jp/index_flash.html
アデランス	東京都新宿区新宿 1–6–3	http : //www.aderans.co.jp/
テクノヘア	愛知県名古屋市中村区則武 1–3–8	http : //www.techno–hair.co.jp/
プロピア	東京都新宿区西新宿 7–4–3	http : //www.propia.co.jp/
バイオテック	愛知県名古屋市中区金山 1–14–9	http : //www.biotech.ne.jp/
リーブ 21	大阪府大阪市中央区城見 2–1–61	http : //www.reve 21.co.jp/index.html
日本毛髪科学協会	東京都新宿区新宿 1–16–16	http : //www.f 2.dion.ne.jp/~jhsa/
東京大学医学部付属病院	東京都文京区本郷 7–3–1	http : //www.h.u–tokyo.ac.jp/
太陽油脂	神奈川県横浜市神奈川区守屋町 2–7	http : //www.taiyo–yushi.co.jp/
てらさわ小児科	宮城県仙台市青葉区中山 2–26–20	
虎の門病院	東京都港区虎ノ門 2–2–2	http : //www.toranomon.gr.jp/
パレスクリニック	東京都千代田区一ツ橋 1–1–1	http : //www.palaceclinic.com/
城西クリニック	東京都新宿区西新宿 1–22–2	http : //www.hairmedical.com/clinic/jousai/
藤澤皮膚科	東京都練馬区東大泉 1–37–14	http : //www 10.ocn.ne.jp/~fujisawa/

竹内久美子『遺伝子が解く！ アタマはスローな方がいい!?』文藝春秋、2005年
武田克之『発毛・育毛に本当に効く新常識』青春出版社、2003年
竹原和彦『アトピービジネス』文春新書、2000年
永田親義『活性酸素の話』講談社ブルーバックス、1996年
永田幹男『前立腺肥大症・がん』双葉社、2000年
中西茂子『洗剤と洗浄の科学』〔新コロナシリーズ〕コロナ社、1995年
野村一夫ほか『健康ブームを読み解く』青弓社ライブラリー、2003年
橋本一『薬はなぜ効かなくなるか』中公新書、2000年
原田裕文『15歳からの毛髪革命』祥伝社、1996年
春山行夫『髪おしゃれの文化史2』平凡社、1989年
ハンス・ウルリッヒ・グリム、イェル・ツィットラウ著、佐々木健・花房恵子訳『ビタミン・ショック』家の光協会、2003年
藤井徹也『洗う――その文化と石けん・洗剤』幸書房、1995年
藤田紘一郎『清潔はビョーキだ』朝日文庫、2001年
本多勝一『はるかなる東洋医学へ』朝日文庫、2004年
マーク・ラッペ著、川口啓明・菊地昌子訳『皮膚――美と健康の最前線』大月書店、1999年
松崎貴『毛髪を科学する』岩波書店、1998年
萬&山中登志子『プチ事典 読む化粧品』コモンズ、2005年
水野肇『クスリ社会を生きる』中公新書、2000年
皆川基ほか編『洗剤・洗浄百科事典』朝倉書店、2003年
宮田親平『ハゲ、インポテンス、アルツハイマーの薬』文春新書、1999年
村上春樹・安西水丸『日出《いず》る国の工場』新潮文庫、1990年
毛髪科学技術者協会編『最新の毛髪科学』フレグランスジャーナル社、2003年
森暢平『天皇家の財布』新潮社、2003年
山崎幹夫『薬の話』中公新書、1991年
吉川昌之介『細菌の逆襲』中公新書、1991年
吉川敏一ほか『医療従事者のための機能性食品ガイド』講談社、2004年
ロバート・N・プロクター著、宮崎尊訳『健康帝国ナチス』草思社、2003年
渡辺靖監修『リアップ「効く使い方」』小学館文庫、1999年

【主要参考文献】（五十音順）

青木皐『人体常在菌のはなし』集英社新書、2004年
荒俣宏『髪の文化史』潮出版社、2000年
飯島伸子『髪の社会史』日本評論社、1986年
池内俊彦『タンパク質の生命科学』中公新書、2001年
池上直己、J・Cキャンベル『日本の医療』中公新書、1996年
石浦章一『タンパク質の反乱』講談社ブルーバックス、1998年
五木寛之『こころ・と・からだ』集英社文庫、1998年
五木寛之『養生の実技』角川 One テーマ21、2004年
五木寛之・塩野七生『おとな二人の午後』角川文庫、2003年
稲山ますみ・大矢勝ほか『石けん・洗剤100の知識』東京書籍、2001年
井上哲男『毛髪の話』文春新書、2003年
井上哲男・八木原陽一『毛髪の科学と診断』〔改訂版〕薬事日報社、2002年
大脇博善『若ハゲは止められるか』講談社ブルーバックス、1993年
岡村勝正『髪に悩んでいるあなたへ』PHP出版局、2002年
小澤王春監修『化粧品成分事典』コモンズ、2003年
小野芳朗『〈清潔〉の近代』講談社、1996年
貝原益軒『口語　養生訓』日本評論社、2000年
花王生活科学研究所編『ヘアケアの科学』裳華房、1993年
加納真『リーブ21超発毛の真実』ガイア出版、2003年
唐沢俊一『育毛通』早川書房、1998年
小林信也『カツラ—探偵が行く』洋泉社、2002年
佐伯チズ『佐伯チズの頼るな化粧品！』講談社、2003年
櫻庭雅文『アミノ酸の科学』講談社ブルーバックス、2004年
清水ちなみ『禿頭考』中央公論社、1996年
末武信宏『危ない美容外科とエステ、良い美容外科とエステ』エール出版社、1998年
鈴木隆『匂いの身体論』八坂書房、1998年
鈴木啓之ほか編『講談社皮膚科診断治療大系4』講談社、1994年
須長史生『ハゲを生きる』勁草書房、1999年
体験を伝える会頭髪トラブル110番編『ハゲ克服パーフェクトブック』情報センター出版局、1995年

〈著者紹介〉

双田譲治（そうだ・じょうじ）

1974年生まれ。

ヘアジャーナリスト。

東京大学文学部英語英米文学科卒業。日本インターネット新聞社で記者職を勤めた後、編集プロダクション勤務を経て、ジャーナリストに転向。おもに代替医療、健康関連の記事を執筆。

育毛物語——実録潜入ルポ
二〇〇五年一〇月五日　初版発行
二〇一〇年一一月一日　3刷発行
著　者　双田譲治

発行者　大江正章
発行所　コモンズ
東京都新宿区下落合一-五-一〇-一〇〇二
TEL〇三（五三八六）六九七二
FAX〇三（五三八六）六九四五
info@commonsonline.co.jp
http://www.commonsonline.co.jp/
振替　〇〇一一〇-五-四〇〇一二〇
印刷／東京創文社・製本／東京美術紙工
乱丁・落丁はお取り替えいたします。
ISBN 4-86187-011-9 C 0095